Haug

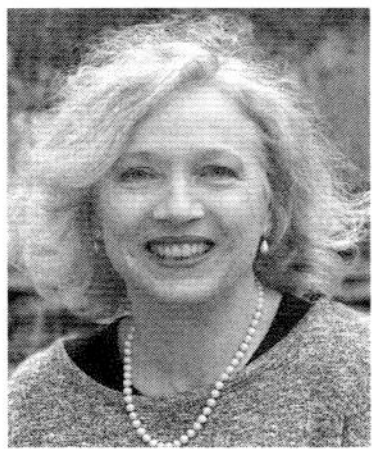

Eliane Zimmermann,

Jahrgang 1959, machte 1984 ihr Diplom in Visueller Kommunikation, 1989–1992 Heilpraktiker-Ausbildung, 1989–1990 Ausbildung zur Aromatherapeutin mit Diplom bei SPICA (Shirley Price International College of Aromatherapy). Seit 1992 ist sie Dozentin in Irland sowie in Deutschland, Schweiz und Österreich, außerdem hält sie regelmäßig Vorträge. Sie ist Autorin des Fachbuches *Aromatherapie für Pflege- und Heilberufe*, 6. Auflage (2018) sowie mehrerer Ratgeber-Bücher. Seit 2008 schreibt sie regelmäßig den ersten deutschsprachigen Blog zur evidenzbasierten Aromatherapie: www.aromapraxis.de. Zusammen mit Sabrina Herber gründete sie das aromaMAMA-Projekt zur modernen Aufklärung über die sichere Anwendung von ätherischen Ölen mit Online-Seminaren, Zeitschriften und anderen Lehrmitteln: www.aroma-mama.de

Eliane Zimmermann

Arbeitsheft Aromatherapie

146 Fragen
29 Abbildungen

Haug Verlag · Stuttgart

Bibliografische Information der Deutschen Nationalbibliothek
Die Deutsche Nationalbibliothek verzeichnet diese Publikation in der Deutschen Nationalbibliografie; detaillierte bibliografische Daten sind im Internet über http://dnb.d-nb.de abrufbar.

Anschrift der Autorin:
Eliane Zimmermann
Ardaturrish Beg
Glengarriff, County Cork
Irland

Abbildungsnachweis:
Abb. 1.1–1.3, Abb 2.2, Abb. 4.1–4.2, Abb 5.1, Abb. 6.1, Abb. 7.2–7.8: Eliane Zimmermann
Abb 7.1: Priscila Botelho, Brasilien
Zeichnungen: Christine Lackner, Ittlingen

Unsere Homepage: www.haug-verlag.com

Printed in Germany

Umschlaggestaltung: Thieme Verlagsgruppe
Umschlagfotos: Eliane Zimmermann, Glengarriff
Satz: Druckerei Sommer, Feuchtwangen
Satzsystem: Quark XPress 7.5
Druck: aprinta druck GmbH, Wemding

ISBN 978-3-8304-7370-1 4 5 6

Vorwort

Immer wieder begegnet uns Aromatherapeuten das Vorurteil, dass man an einem oder zwei Wochenenden zum „Aromaexperten" ausgebildet werden kann. Der hauptsächlich gewinnorientierte Direktvertrieb von lediglich durch eine Produktschulung gegangenen Personen findet einen immer größeren Anklang und bereitet uns Fachleuten Sorgen. In entsprechenden Datenbanken sind jedes Jahr mehr gesundheitliche Schädigungen von unsachgemäß beratenen und behandelten Personen nachzulesen.

Um Interessierten eine Ahnung davon zu vermitteln, wie komplex die Heilkunde und Pflege mit ätherischen Ölen ist, habe ich mich Anfang der 1990er-Jahre an die Arbeit gemacht und das vorhandene Wissen in dem Kursbuch *Aromatherapie für Pflege- und Heilberufe* zusammengestellt. Darin sollte alles beschrieben werden, was der pflegende und therapierende Mensch als „Handwerkszeug" benötigt, um verantwortungsvoll mit ätherischen Ölen arbeiten zu können. Inzwischen hat dieses Fachbuch sechs Auflagen geschafft und wird in den meisten Kliniken und Praxen, in denen gesundheitsfördernd mit pflanzlichen Duftstoffen gearbeitet wird, zurate gezogen.

Beim intensiveren Kennenlernen der faszinierenden Materie Aromatherapie stellen viele Duftfans fest, dass sie gar nicht wissen, wo sie mit dem Lernen anfangen sollen. Auch der inzwischen entstandene Dozentennachwuchs fühlt sich von der Menge der relevanten Informationen manchmal regelrecht erschlagen.

Außerdem gibt es im deutschsprachigen Raum immer wieder Versuche, Mindestanforderungen für eine solide Grundausbildung in Aromatherapie zusammenzustellen. Im Großen und Ganzen ist sich ein Kreis von erfahrenen Kollegen durchaus einig, was als Basiswissen zu vermitteln sei.

Auf dieser Grundlage habe ich die vorliegenden Materialien, die ebenfalls Eingang in meine Ausbildungskurse fanden, anhand des Kursbuchs erarbeitet und Fragen sowie Übungsaufgaben formuliert, die den an seriöser Aromatherapie Interessierten zum Kern des jeweiligen Themengebiets führen sollen.

Durch das Beantworten von konkreten Fragen und das Lösen von Rätseln wird einerseits die Aufmerksamkeit auf die wirklich wichtigen Inhalte gelenkt. Zudem prägt sich durch das Suchen der Antworten, beispielsweise durch das Auflisten von Inhaltsstoffen und auch durch spielerisch-witzige Rätsel, das notwendige Wissen wesentlich leichter ein als durch das chronologische Durchlesen des komplexen Fachbuchs.

Ich hoffe und wünsche mir, dass das wundervolle Wissen um die heilenden pflanzlichen Duftstoffe durch diese Lernhilfe noch besser verstanden und verbreitet wird. Ich danke Christian Böser vom Haug Verlag für das entgegengebrachte Vertrauen und Frau Teichert für ihre kreative Unterstützung beim Lektorat.

Glengarriff/Irland, im Sommer 2010
Eliane Zimmermann

Zur Arbeit mit dem Buch

Dieses Übungsheft besteht aus einem Fragen- und einem Antwortenteil. Um möglichst effektiv und gewinnbringend zu lernen, sollte zunächst der erste Teil – eventuell kapitelweise – gründlich durchgearbeitet werden. Die eigenen Antworten und Ergebnisse schreibt man am besten auf, so prägt sich der Stoff gut ein.

Bei Fragen nach Inhaltsstoffen und Wirkungen ist es zudem empfehlenswert, mit unterschiedlichen Farben zu schreiben, beispielsweise mit Rot für anregende oder tendenziell gefährliche Stoffe, mit Grün für beruhigende Öle und mit Rosa für sanfte und kinderfreundliche Anwendungen. Erst wenn die Fragen ausführlich bearbeitet worden sind, sollten die Antworten konsultiert werden.

Die Fragen sind so konzipiert, dass alle Antworten im Kursbuch *Aromatherapie für Pflege- und Heilberufe* zu finden sind. Jedoch können zum Lernen ebenfalls andere gute Bücher zum Thema verwendet werden.

Die Prozentangaben von Inhaltsstoffen beziehen sich auf das Kursbuch. Da diese nur eine „Momentaufnahme" von konkreten Ölen der angebenen Lieferanten sind, können diese Angaben in anderen Büchern erheblich abweichen, was aus praktischer Sicht beim Lernen kein Problem darstellt.

Einige Übungen mögen auf den ersten Blick recht einfach erscheinen, jedoch habe ich in zahlreichen Abschlussprüfungen festgestellt, dass oft die einfachen Fragen eine hohe Fehlerquote aufweisen. Fragen, wie beispielsweise nach dem Pflanzenteil aus dem Patchouliöl destilliert wird, werden regelmäßig falsch beantwortet. Myrrhe und Myrte werden ständig verwechselt, oder man glaubt, dass Zedernöl aus den Nadeln des Baumes hergestellt wird.

Um solche Themen zu erhellen, habe ich mir die häufigsten Probleme beim Lernen vergegenwärtigt und diese lernfreundlich und hoffentlich umfassend in das vorliegende Arbeitsbuch integriert. Auch Fleißübungen, wie Inhaltsstoffe eines Öles herauszusuchen und aufzuschreiben, helfen beim Verinnerlichen der Materie und sollten sorgfältig ausgeführt werden.

In diesem Sinn wünsche ich Ihnen ebenso viel Spaß, wie ich ihn in über zwei Jahrzehnten des Lebens mit den Duftwelten erleben durfte!

Inhaltsverzeichnis

Fragen

Antworten

Anhang

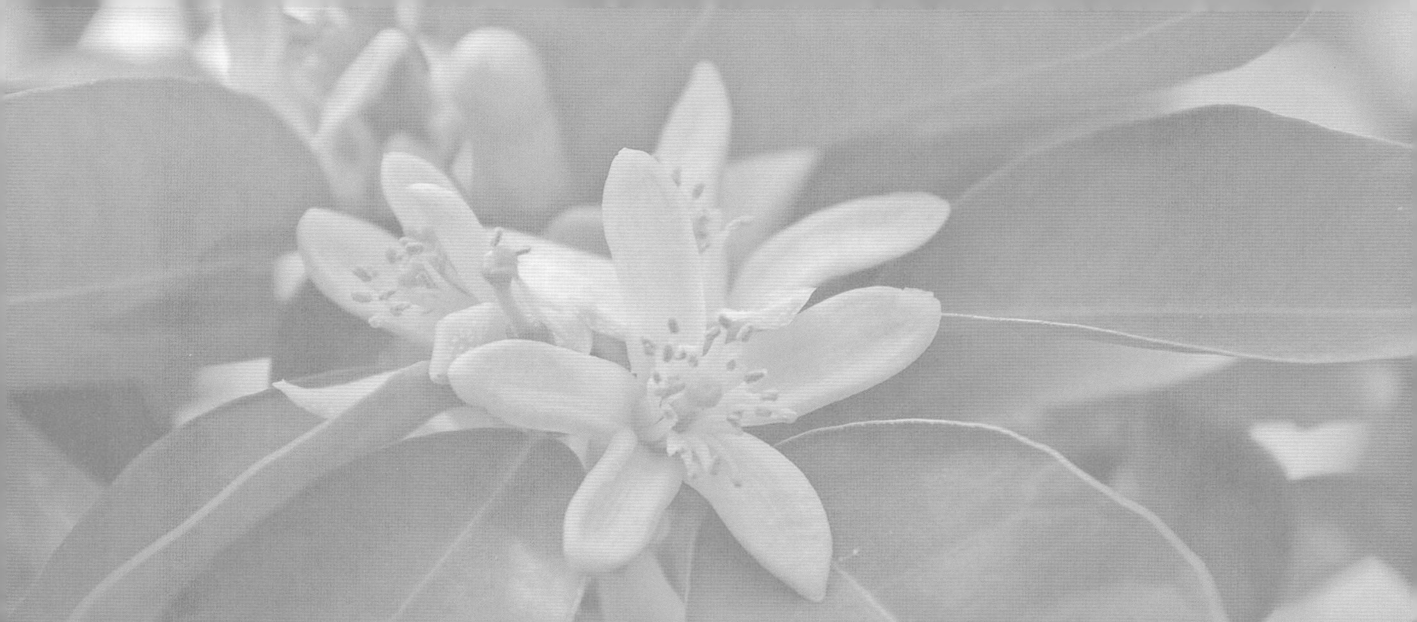

Fragen

1 Herkunft und Herstellung ätherischer Öle

1.1 Botanik

1.1.1 Ergänzen Sie folgende Sätze zum Stoffwechsel der Pflanzen.

In der Aromatherapie, die ein Teilbereich der **Rationalen Phytotherapie** ist, arbeiten wir ausschließlich mit pflanzlichen Stoffen.
Pflanzen sind lebende Organismen, die über einen Stoffwechsel verfügen. In einem Prozess namens ______ bildet die Pflanze Stoffe, die für ihr Überleben notwendig sind: Kohlenhydrate, Eiweiße und Fette. Dieser Prozess heißt auch ______.
In einem parallel verlaufenden Stoffwechselweg bildet die Pflanze unter anderem ätherische Öle. Dieser Prozess heißt ______.

1.1.2 Soweit bis heute bekannt, haben ätherische Öle in den jeweiligen Pflanzen (mindestens) folgende fünf Funktionen:

- ______
- ______
- ______
- ______
- ______

1.1.3 Nennen Sie vier grundsätzlich unterschiedliche Arten von Organen in Duftpflanzen, die ätherische Öle bilden und/oder speichern und je zwei Pflanzenbeispiele (deutscher Name).

Duftpflanzenorgane	Pflanzenbeispiel

1.1.4 **Nennen Sie jeweils drei ätherische Öle oder Absolues (deutscher Name), die aus folgenden Pflanzenteilen gewonnen werden können.**

Pflanzenteile	Ätherisches Öl oder Absolue
Blätter (mit Zweigen)	
Blüten oder Knospen	
Früchte	
Fruchtschalen	
Holz oder Rinde	
Nadeln (mit Zweigen)	
Wurzeln oder Rhizome	

1.1.5 **Bei manchen Duftpflanzen können ätherische Öle aus unterschiedlichen Pflanzenteilen gewonnen werden. Nennen Sie die üblichen Handelsnamen für die jeweiligen Öle.**

Duftpflanze	mögliche verwendete Pflanzenteile	daraus gewonnenes Öl
Cedrus atlantica		
Cinnamomum zeylanicum (Cinnamomum verum)		
Citrus x aurantium		
Pinus sylvestris		

1.1.6 Ergänzen Sie folgende Sätze zum Phänomen der Chemotypen bei ätherischen Ölen gleichen Namens.

Erhebliche Unterschiede in den Anteilen mancher Inhaltsstoffe ergeben sich durch unterschiedliche ______ von botanisch identischen Pflanzenarten, also mit gleichen Gattungs- und Artennamen. Es kann sich um Unterschiede in der geografischen ______ der dort wachsenden Pflanze, aber auch um Faktoren des sie beeinflussenden ______ und ______ handeln. Dies sind Chemotypen im **engeren** Sinn.

1.1.7 Für folgende wichtige ätherische Öle werden meist Chemotypen ausgewiesen. Vervollständigen Sie ihre Bezeichnungen.

- Myrtus communis Ct. ______
- Myrtus communis Ct. ______
- Rosmarinus officinalis Ct. ______
- Rosmarinus officinalis Ct. ______
- Rosmarinus officinalis Ct. ______
- Thymus vulgaris Ct. ______/-Ct. ______ und ______ (Alkohol-Chemotypen)
- Thymus vulgaris Ct. ______ und ______ (Phenol-Chemotypen)

1.1.8 Im weiteren Sinn werden auch eng miteinander verwandte Pflanzen mit Chemotypen gekennzeichnet, wenn sie den gleichen Gattungsnamen haben, jedoch unterschiedliche Artennamen. Für folgende ätherische Öle können ebenfalls Chemotypen ausgewiesen werden. Geben Sie ihren Hauptinhaltsstoff an.

vollständiger Pflanzenname	Leitsubstanz
Eucalyptus	
Eucalyptus	
Eucalyptus	
Eucalyptus	
Eucalyptus	
Lavandula	
Lavandula	
Lavandula	
Lavandula	
Mentha	
Mentha	
Mentha	
Mentha	
Mentha	

1.1.9 **Ordnen Sie folgende ätherische und fette Ölpflanzen ihrer Pflanzenfamilie zu, und nennen Sie ihre wissenschaftlichen Namen.**

Auswahl Pflanzenfamilie	
1	Asteraceae, Korbblütengewächse
2	Lamiaceae, Lippenblütengewächse
3	Myrtaceae, Myrtengewächse
4	Rosaceae, Rosengewächse
5	Rutaceae, Rautengewächse

Ölpflanzen	Pflanzenfamilie	wissenschaftlicher Name
Amyris		
Bohnenkraut		
Eukalyptus		
Gewürznelke		
Grapefruit		
Immortelle		
Kamille deutsch/blau		
Echter Lavendel		
Mandel		
Manuka		
Melisse		
Muskatellersalbei		
Patchouli		
Pfefferminze		
Ringelblume		
Rosmarin		
Teebaum		
Thymian		
Zitrone		

1.2 Anbauverfahren

1.2.1 **Warum ist es wichtig, im Zusammenhang mit dem Anbau von Heilpflanzen, insbesondere von Ätherisch-Öl-Pflanzen, auf Insektizide und andere Pestizide zu verzichten?**

- ______________________________
- ______________________________
- ______________________________
- ______________________________

1.3 Herstellungsverfahren

1.3.1 Ordnen Sie mit Pfeilen die gängigen Herstellungsverfahren für natürliche Duftstoffe zu Aromatherapiezwecken zu.

Absolue		Wasserdampfdestillation
CO_2-Extrakt		Extraktion mit Hexan
ätherisches Öl		Extraktion mit Alkohol
Resinoid		Extraktion mit Kohlendioxid

1.3.2 Ergänzen Sie folgende Sätze zur Destillation.

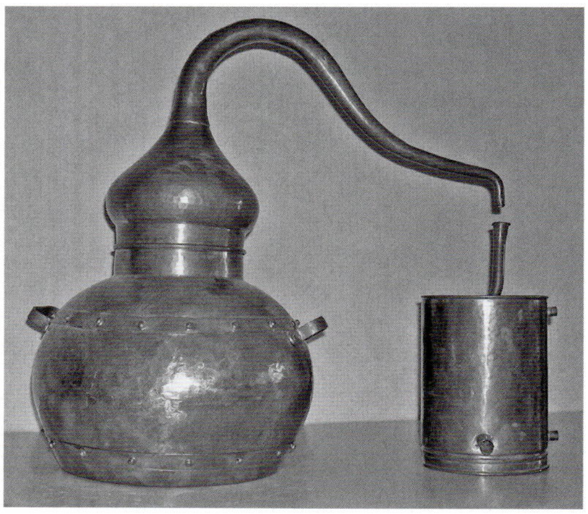

Abb. 1.1
Destille.

Grundsätzlich werden bei der Herstellung von ätherischen Ölen zwei Arten der Destillation unterschieden: die ____________ und die ____________. Bei der Hitzeeinwirkung während der Destillation können wichtige Inhaltsstoffe ____________ werden. Jedoch entstehen bestimmte Inhaltsstoffe erst durch dieses Verfahren, beispielsweise ____________ aus Matrizin. Bei der Destillation wird Wasser ____________, dieser Dampf reißt die Duftmoleküle mit sich und wird anschließend wieder ____________. Man erhält so nicht nur ätherische Öle, sondern auch ____________.

1.3.3 Ergiebigkeit und Herkunft einer Pflanze sind die wichtigsten Faktoren, die ihren Endverbraucherpreis bestimmen. Welche der folgenden Öle gehören zu den fünf teuersten, welche zu den fünf preiswertesten ätherischen Ölen? Ziehen Sie die Preisliste Ihres Lieferanten zurate oder wahlweise die Liste im Fachbuch „Aromatherapie für Pflege- und Heilberufe“ (2018), Tabelle 1.11.

- Citronella
- Jasmin
- Kamille deutsch/blau
- Kümmel
- Lemongrass
- Melisse
- Neroli
- Orange
- Rose
- Zitrone (konventionell)

teuerste ätherische Öle	preiswerteste ätherische Öle

1.3.4 Nennen Sie Fachbegriffe für die Ergebnisse unterschiedlicher Herstellungsverfahren von natürlichen Duftstoffen.

- Duftstoffe, die aus Harzen durch Extraktion mit flüchtigen Lösungsmitteln gewonnen werden, sind ____________.
- Duftstoffe, die aus Blüten durch Extraktion mit flüchtigen Lösungsmitteln gewonnen werden, sind ____________.
- Duftstoffe, die aus Blüten durch Extraktion mit tierischen Fetten als Lösungsmitteln gewonnen werden (nicht mehr praktiziertes Verfahren), sind ____________.
- Duftstoffe, die durch Destillation und anschließendes Auffangen in bereitgestelltes Sandelholzöl erfolgen, sind ____________.

1.3.5 Ergänzen Sie anhand der Silben die deutschen Namen zu folgenden Duftstoffen (umseitig), die für Absolues verwendet werden und nur in rückstandskontrollierter Qualität für Therapiezwecke eingesetzt werden dürfen.

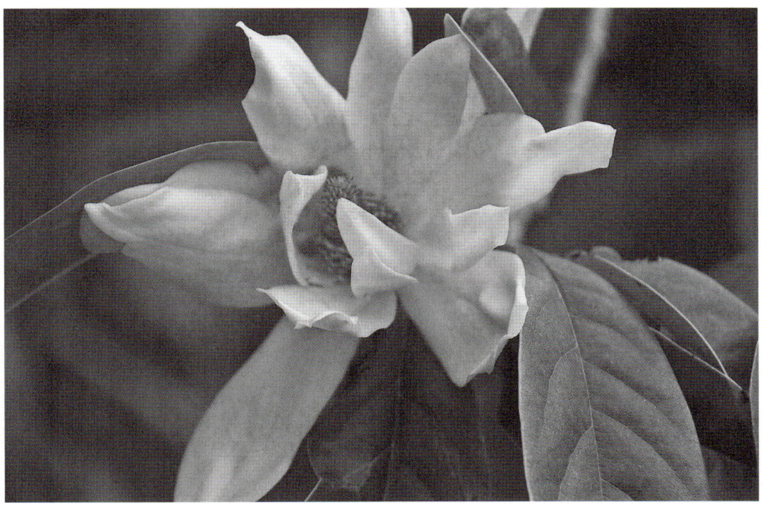

Abb. 1.2
Michelia champaca.

be – ca – cham – gins – hya – jas – ka – mi – min – mo – pa – ro – se – se – ter – the – ton – tu – zin

wissenschaftlicher Name	deutscher Name
Acacia dealbata	
Dipteryx odorata	
Hyazinthus orientalis	
Jasminum grandiflorum	
Michelia champaca	
Polianthes tuberosa	
Spartium junceum	

1.4 Qualitätsprüfung

1.4.1 Welche Aussagen zum Thema Qualität treffen zu, welche nicht? Kreuzen Sie an.

	richtig	falsch
Der molekulare Aufbau preiswerter naturidentischer ätherischer Öle entspricht nicht dem ihres natürlichen Vorbilds.		
Naturidentische ätherische Öle sind zu 100 % identisch mit ihrem natürlichen Vorbild.		
Synthetische ätherische Öle sind nicht von ihren natürlichen Vorbildern zu unterscheiden.		
Naturdüfte wie Pfirsich-, Himbeer- und Maiglöckchenduft werden per Lösungsmittelextraktion aus den jeweiligen Pflanzen gewonnen.		
Naturidentische ätherische Öle enthalten mindestens 2 % chlorierte Molekülverbindungen.		

1.4.2 Nennen Sie jeweils drei Prüfungskriterien, um eine möglichst hochwertige Qualität von ätherischen Ölen feststellen zu können.

Methoden zur Qualitätsprüfung	Prüfungskriterien
sensorische Prüfung	
chemische Prüfung	
physikalische Prüfung	

1.5 Haltbarkeit

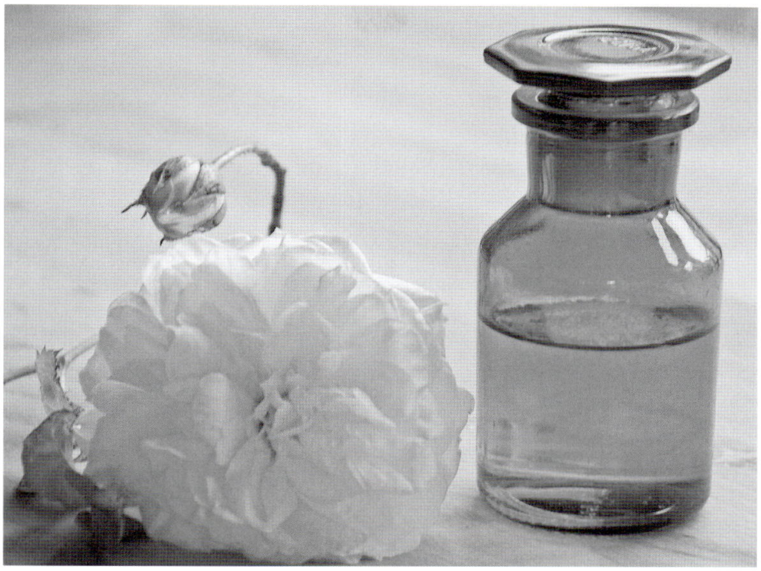

Abb. 1.3
Hydrolate sind nur sehr begrenzt haltbar.

1.5.1 Ätherische Öle aus den Schalen von Zitrusfrüchten, und auch vergleichbar zusammengesetzte Öle, haben nur eine relativ kurze Haltbarkeit nach dem ersten Öffnen der Flasche. Sie riechen dann unangenehm und können die Haut reizen. Nennen Sie Gründe hierfür.

1.5.2 Welche Aussagen zum Thema Haltbarkeit treffen zu, welche nicht? Kreuzen Sie diese an.

	richtig	falsch
Zitrusöle dürfen zeitlich unbegrenzt zur topischen Anwendung auf der Haut eingesetzt werden.		
Je schwerer ein Duft ist, desto länger ist seine Haltbarkeit.		
Teebaumöl ist bei unsachgemäßer Lagerung ungewöhnlich anfällig für den Angriff von Licht und Luft.		
Therapeutische Ölmischungen sollten nicht auf Vorrat hergestellt werden.		
Angebrochene Flaschen mit Zitrusölen halten bei optimaler Lagerung maximal 1,5 Jahre.		
Mischungen von ätherischen mit fetten Ölen sind besonders kurz haltbar.		

2 Biochemie der Inhaltsstoffe

2.1 Organische Chemie

2.1.1 Folgende drei Bausteine bilden den größten Teil der duftenden Moleküle, die in der Aromatherapie Verwendung finden. Vervollständigen Sie folgende Sätze.

- Ein Kohlenstoffatom hat ______ Bindungsmöglichkeiten. Die Abkürzung lautet C.
- Ein Wasserstoffatom hat ______ Bindungsmöglichkeit. Die Abkürzung lautet H.
- Ein Sauerstoffatom hat ______ Bindungsmöglichkeiten. Die Abkürzung lautet O.

2.1.2 Homologe Reihe der Alkane – Welche sind die ersten fünf Moleküle?

Moleküle der homologen Reihe	Bestandteile	Name
a 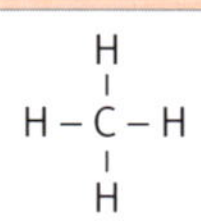	__ C-Atom und __ H-Atome	
b 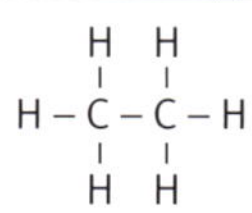	__ C-Atome und __ H-Atome	
c 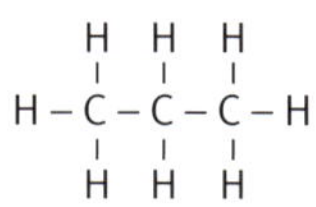	__ C-Atome und __ H-Atome	
d 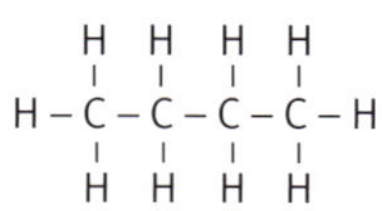	__ C-Atome und __ H-Atome	
e 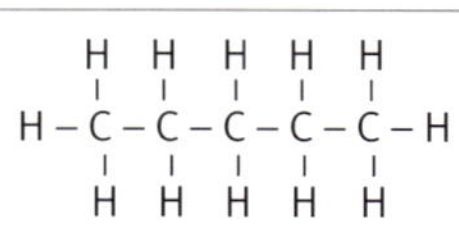	__ C-Atome und __ H-Atome	

2.2 Terpene und Terpenoide

2.2.1 Monoterpene bestehen nur aus zehn Kohlenstoff- und 16 Wasserstoffatomen. Sie kommen in großen Mengen in zwei wichtigen Gruppen von ätherischen Ölen vor. Welche sind gemeint? Nennen Sie jeweils zwei Beispiele.

- ______________________________
- ______________________________

2.2.2 Auf welche Wirkung weist ein „Cocktail" aus Monoterpenen in einem ätherischen Öl hin?

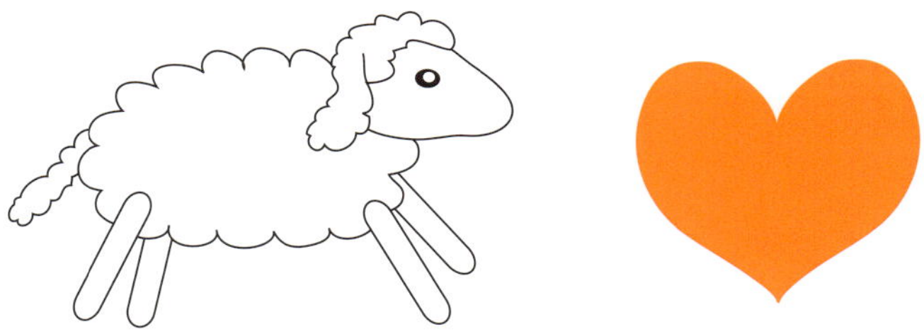

_ _ _ / / M / _ _ _ lindernd

2.2.3 Gesucht wird die Anzahl der C-Atome.

- **Monoterpene** bestehen aus ____ C-Atomen.
- **Sesquiterpene** bestehen aus ____ C-Atomen.

2.2.4 Nennen Sie drei allgemeine Eigenschaften der gut verträglichen Sesquiterpene in ätherischen Ölen.

- ____________________
- ____________________
- ____________________

2.2.5 Markieren Sie fünf Monoterpenole (senkrecht und waagerecht).

E	L	M	E	N	T	H	O	L	E	A	P	I	O	L	E	N	I	T
L	I	N	A	N	E	R	O	L	U	E	U	D	E	S	M	O	L	H
Y	A	S	A	F	R	O	L	E	G	E	R	A	N	I	O	L	M	Y
S	E	A	L	S	P	O	L	C	E	D	R	O	L	A	T	A	S	M
E	R	R	A	C	I	T	R	O	N	E	L	L	O	L	A	M	E	O
A	P	E	C	I	N	E	O	L	O	B	I	S	A	B	O	L	O	L
S	C	L	A	R	E	O	L	E	L	C	A	R	V	A	C	R	O	L
S	A	L	V	I	O	L	I	N	D	O	L	E	L	E	M	O	L	A
E	R	K	A	S	L	I	N	A	L	O	O	L	E	R	A	M	E	T

2.2.6 **Welche Aussagen zu Monoterpenolen treffen zu? Kreuzen Sie an.**

	richtig	falsch
Monoterpenole in ätherischen Ölen wirken antiinfektiös.		
Monoterpenole in ätherischen Ölen wirken stark hautreizend.		
Monoterpenole in ätherischen Ölen haben eine stimmungsaufhellende Wirkung.		
Menthol ist ein Monoterpenol und nicht für Kleinkinder geeignet.		
Thymol ist ein Monoterpenol und für Kleinkinder besonders gut geeignet.		

2.2.7 **Monoterpenaldehyde wirken je nach Verdünnungsgrad unterschiedlich. Füllen Sie folgende Tabelle aus.**

Verdünnungsgrad	Wirkung
wenig verdünnt	
stark verdünnt	

2.2.8 **Über ätherische Öle mit Monoterpenketonen müssen Anwender bestens Bescheid wissen. Diese Öle sollten im klinischen Bereich gar nicht oder nur von hervorragend geschulten Personen eingesetzt werden.**
Tragen Sie zu folgenden ätherischen Ölen jeweils den Anteil (in %) an gut verträglichen und potenziell gefährlichen Monoterpenketonen sowie den deutschen Namen ein. Nennen Sie außerdem je drei positive und je drei negative Wirkungen.

Gut verträgliche Monoterpenketone

wissenschaftlicher Name	deutscher Name	Gehalt Monoterpenketone
Carum carvi		
Foeniculum vulgare		
Jasminum grandiflorum		
Lavandula latifolia (spica)		
Mentha piperita		
Mentha spicata		
Rosmarinus officinalis Ct. Bornan-2-on		
Rosmarinus officinalis Ct. Verbenon		

Positive Wirkungen

- ______________________
- ______________________
- ______________________

Potenziell gefährliche Monoterpenketone

wissenschaftlicher Name	deutscher Name	Gehalt Monoterpenketone
Artemisia absinthum		
Artemisia vulgaris		
Hyssopus officinalis		
Lavandula stoechas		
Mentha pulegium		
Salvia officinalis		
Tanacetum vulgare		
Thuja occidentalis		

Potenziell negative Wirkungen (bei unsachgemäßer Anwendung)

- ______________________________
- ______________________________
- ______________________________

2.2.9 Markieren Sie die vier toxischsten Monoterpenketone, die üblicherweise in über 20%igem Anteil in manchen (selten erhältlich) ätherischen Ölen vorkommen.

- Aceton
- α-Atlanton
- Artemisiaketon
- Asaron
- 2-Bornan-on
- Iron
- Isomenthon
- Isopinocamphon
- Jasmon
- Krypton
- l-Carvon
- Menthon
- Pinocamphon
- Piperiton
- Pulegon
- Tageton
- α-Thujon
- Valeranon

2.2.10 Sesquiterpenketone gelten bei korrekter Anwendung als völlig ungefährlich. Welche zwei Wurzel- und zwei Holzöle enthalten diese?

Wurzel- und Rhizomöle	Holzöle

2.2.11 Monoterpenester sind sehr ausgleichend und hautpflegend wirksame Inhaltsstoffe von ätherischen Ölen. Sie entstehen in der Pflanze aus zwei unterschiedlichen Molekülen unter Abspaltung von Wasser. Füllen Sie die entsprechende Formel aus.

organische Säure + ________________ = Ester + Wasser

2.2.12 Das sekretolytisch und expektorativ wirksame Oxid 1,8-Cineol ist in zahlreichen Ätherisch-Öl-Drogen enthalten. In welchen Ölen liegt der 1,8-Cineol-Gehalt über 40 %? Nennen Sie sechs Beispiele mit ihren wissenschaftlichen und – wenn vorhanden – deutschen Namen.

wissenschaftlicher Name	deutscher/gebräuchlicher Name

2.3 Phenole und Phenylpropanderivate

2.3.1 Einfache Phenole in ätherischen Ölen haben jeweils eine sehr nützliche Wirkung und eine unerwünschte Nebenwirkung, wenn sie nicht sorgfältig verdünnt werden. Ergänzen Sie diese.

- nützliche Wirkung: ______________________
- unerwünschte Nebenwirkung: ______________________

2.3.2 Vervollständigen Sie folgende Sätze über Phenole in ätherischen Ölen.

Ätherische Öle, die reich an Phenolen sind, riechen meist scharf krautig oder ______________. Diese Moleküle wirken ähnlich ______________ wie Monoterpenalkohole, jedoch wesentlich ______________. Sie haben ferner eine regulierende Wirkung auf das ______________ und können den Blutdruck ______________. Öle, die reich an Phenolen sind, sind nicht für ______________ und ______________ geeignet.

2.3.3 Nennen Sie drei ätherische Öle, die reich an Phenolen sind.

- ____
- ____
- ____

2.3.4 Wie sind Phenylpropane aufgebaut? Ergänzen Sie die Beschriftung.

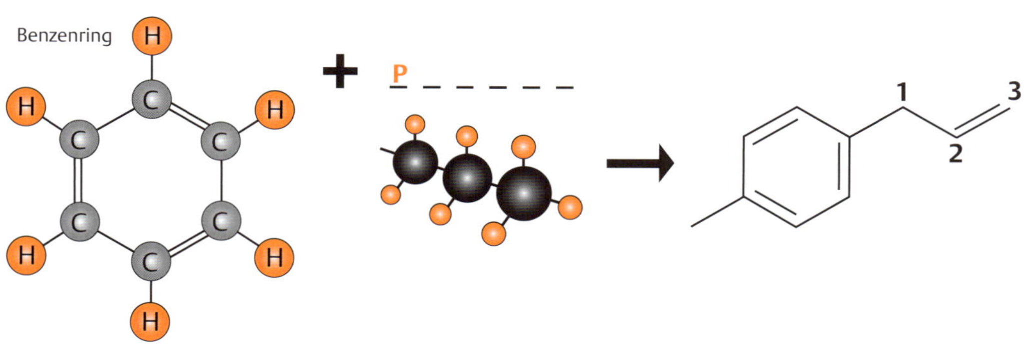

Phenylpropane bestehen aus einem Benzenring (Phenylring) und mindestens einem ______________.

2.3.5 Tragen Sie in den folgenden Lückentext je ein Beispiel eines entsprechenden ätherischen Öles ein.

Die wenigen in größeren Anteilen in ätherischen Ölen vorkommenden Phenylpropane sind:

- Phenylether wie Methylchavicol im ätherischen Öl von ________ und ________ sowie
- aromatische Aldehyde („Phenylaldehyde") wie Zimtaldehyd im ätherischen Öl von ________ und Vanillin im alkoholischen Extrakt von ________.

2.3.6 Furocumarine – Vervollständigen Sie folgende Sätze.

Furocumarine sind Inhaltsstoffe, die nur in Spuren in ätherischen Ölen vorkommen: vorwiegend in ätherischen Ölen, welche aus ________ gepresst oder geraspelt werden. Bei der Wasserdampfdestillation von ätherischen Ölen werden sie erst gegen Ende der ________ gewonnen.

Unverdünnte Öle, die einen relativ hohen Anteil an Furocumarinen enthalten, dürfen nicht auf die Haut aufgetragen werden, wenn diese anschließend ________ ausgesetzt wird.

Bei empfindlichen Hauttypen können sonst folgende Beschwerden auftreten:

- ________
- ________
- ________

2.3.7 Welche Öle dürfen vor einem Sonnenbad oder einem Solariumsbesuch allenfalls hoch verdünnt (unter 0,5 %) angewendet werden oder sollten besser sogar vermieden werden. Nennen Sie drei.

- ________
- ________
- ________

2.4 Übersicht Inhaltsstoffe

2.4.1 Vervollständigen Sie folgende zusammenfassende Sätze zur Chemie der ätherischen Öle.

- Circa 90 % der Inhaltsstoffe von ätherischen Ölen sind ________.
- Geraniol ist ein ________, Thymol ist ein ________.
- Ester sind relativ instabile Verbindungen aus ________ und ________.
- Monoterpenaldehyde wirken in starker Verdünnung ________ und ________.
- Monoterpenketone in ätherischen Ölen wirken in starker Verdünnung ________, jedoch pur oder innerlich eingenommen können einige von ihnen auch ________ wirken.
- Öle, die reich an Phenylethern sind, wirken ähnlich stark ________ wie Öle mit Estern.
- Das bekannteste Oxid in ätherischen Ölen heißt ________.
- Monoterpenalkohole bestehen aus einem Monoterpen und einer ________.

2.4.2 **Welche Hauptinhaltsstoffe haben die namensgleichen Öle?**
Füllen Sie die Tabelle aus (s. Fachbuch „Aromatherapie für Pflege- und Heilberufe“, Kap. 7).

deutscher Name	wissenschaftl. Name	Hauptinhaltsstoff	Anteil	Stoffgruppe
Kamille deutsch/blau				
Kamille römisch				
Myrte Ct. Cineol				
Myrte Ct. Myrtenylacetat				
Pfefferminze				
Spearmint/ Krause Minze				
Salbei				
Muskatellersalbei				
Thymian Ct. Linalool				
Thymian Ct. Thymol				
Zeder (Atlas)				
Zeder (Virginia/rot)				

2.4.3 **Ordnen Sie folgende Inhaltsstoffgruppen zu, und geben Sie zwei Beispiele für ätherische Öle, die diesen Stoff zu je über 5 % enthalten (s. Fachbuch "Aromatherapie für Pflege- und Heilberufe" (2018) Tabelle 2.1).**
Ausgenommen sind Öle, deren Anwendung nur in Ausnahmefällen von sehr gut geschulten Experten erfolgen sollte.

	Auswahl Inhaltsstoffgruppe
1	Monoterpen
2	Monoterpenol
3	Sesquiterpen
4	Sesquiterpenol
5	Monoterpenaldehyd
6	Monoterpenketon
7	Monoterpenester
8	Oxid

Inhaltsstoff	Inhaltsstoffgruppe	ätherische Öle
2-Bornan-on		
Bornylacetat		
d-Carvon		
β-Caryophyllen		
Chamazulen		
1,8-Cineol		
Citronellal		
Citronellol		
p-Cymen		
Farnesol		
Geraniol		
Germacren D		
Limonen		
Linalool		
Menthol		
Myrcen		
Nerolidol		
α-Pinen		
Terpineol-4		

3 Grundlagen zur Wirkung ätherischer Öle im menschlichen Organismus

3.1 Olfaktorische Wahrnehmung – Riechen

3.1.1 Beschriften Sie die wichtigen Stationen während des Riechvorgangs mithilfe der angegebenen Buchstaben, und füllen Sie den zugehörigen Lückentext aus.

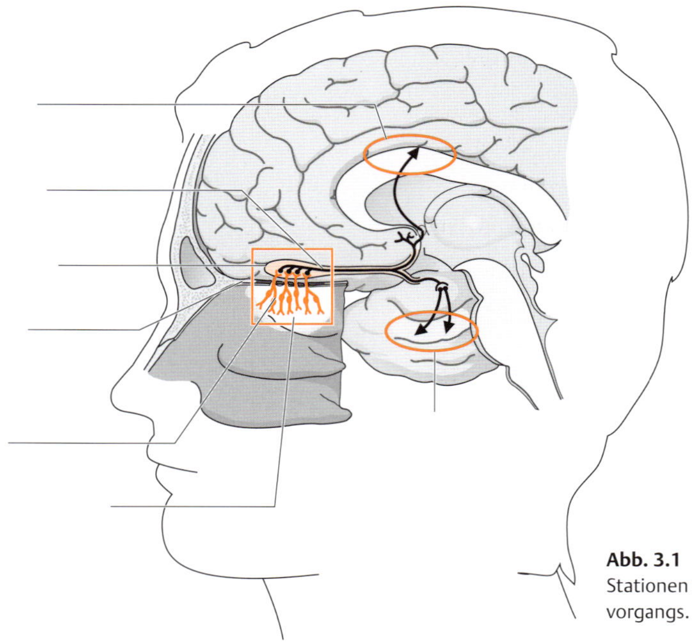

Abb. 3.1 Stationen des Riechvorgangs.

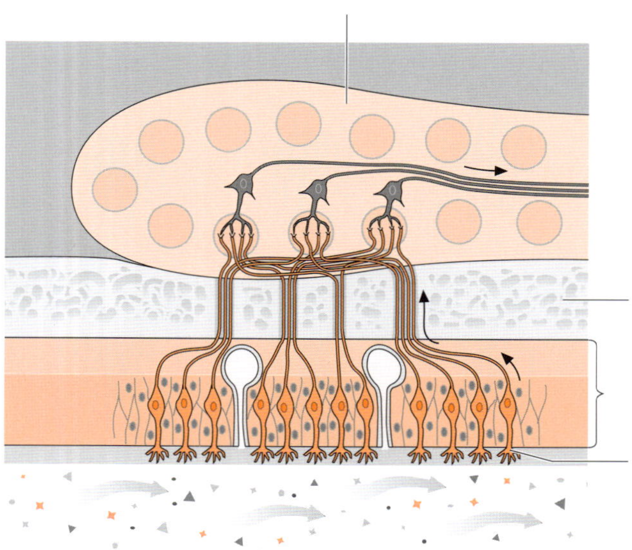

A: Limbisches System, B: Riechkolben, C: Riechnerven, D: Riechzellen mit Riechsinneshaaren, E: Riechrinde, F: Siebbein, G: Riechschleimhaut.

	Duftmoleküle gelangen an die ______.
	Diese sind eingebettet in die ______.
	Die Duftinformation geht durch das ______
	in die beiden ______.
	Über die ______
	wird die Duftinformation weitergeleitet in das ______
	und in die ______.

3.1.2 Tragen Sie die das Riechen betreffenden Zahlen ein.

Anzahl an Riechsinneshaaren pro Riechzelle (Zilien)	
relative Molekülmasse von Riechstoffen	
Rezeptorproteine pro Duftgruppe	
auf einen Duft spezialisierte Riechzellen	
Summe aller Riechzellen	

3.1.3 Notieren Sie Krankheitsbilder, die den Riechsinn betreffen.

reduziertes Riechvermögen	
Riechvermögen nicht (mehr) vorhanden	
fehlende Wahrnehmung für bestimmte Gerüche	
veränderte Duftwahrnehmung	

3.2 Physiologische Wirkung

3.2.1 Vervollständigen Sie folgende Aussagen durch Streichen bzw. Ergänzen.

Ätherische Öle können eine pharmakologische Wirkung im Körper entfalten,

- weil sie lipophil/hydrophil sind.
- weil sie ein hohes/niedriges Molekulargewicht haben.
- wegen ihrer Fähigkeit zur ______ entlang der Ausgänge der Talg- und Schweißdrüsen.
- weil ihr Eindringen entlang der ______ und weiter über die feinen Blutkapillaren in der Lederhaut möglich ist.
- weil sie zur Interaktion mit ______ fähig sind.

3.2.2 Nennen Sie 6 Faktoren, die das Eindringen von ätherischen Ölen in die Haut begünstigen.

- ______
- ______
- ______
- ______
- ______
- ______

3.2.3 Ordnen Sie mit Pfeilen die Aktivität und den daraus folgenden Effekt von ätherischen Ölen an der menschlichen Zellmembran zu.

Unterdrückung von Acetylcholinesterase im Gehirn		Wirkung wie ein Kalziumantagonist vom Dihydropyridintyp
Hemmung der Mobilisierung von Kalziumionen		Wirkung wie entzündungshemmende Medikamente
Unterdrückung der Bildung von Aktionspotenzialen am Nerv		Wirkung wie lokalanästhetisch wirksame Präparate
Hemmung der Prostaglandinsynthese		Wirkung ähnlich wie bei Morbus Alzheimer eingesetzten Acetylcholinesterasehemmern

3.2.4 Füllen Sie die Textlücken zu den Wirkungen einiger Bestandteile von ätherischen Ölen in der Leber aus.

Die fettlöslichen Bestandteile von ätherischen Ölen, wie beispielsweise **Terpene** und deren Abkömmlinge (Terpenoide), werden in der menschlichen Leber in __________ Moleküle umgewandelt. Sie können anschließend in stark __________ Gebieten wirken.
Übermäßig oral eingenommene **Phenylether** wie __________ hemmen möglicherweise die entgiftende Aktivität von __________, sodass die **innere** Anwendung von __________- und __________öl bei Leberfunktionsstörungen unterbleiben sollte.
Zwei ätherische Öle wirken bei unsachgemäßer Anwendung stark toxisch auf die Leber: __________ und __________. Sie beeinträchtigen das entgiftend wirksame Enzym __________.

3.2.5 Welche Gewebe nehmen bevorzugt ätherische Öle auf? Kreuzen Sie die Zutreffenden an.

fettarme Gewebe	
fettreiche Gewebe	
Gewebe des Zentralnervensystems	
Hornhautgewebe	
stark durchblutete Gewebe	
wenig durchblutete Gewebe	

3.2.6 Sehr kleine und stark flüchtige Ätherisch-Öl-Moleküle werden vorzugsweise über welches Organsystem ausgeschieden? Nichtzutreffende streichen.

- Atemwege
- Haut
- Urogenitaltrakt
- Verdauungstrakt
- Zentralnervensystem

3.2.7 Mithilfe eines einfachen Aromatogramms kann man die keimtötende Wirkung von ätherischen Ölen auf folgende Erreger zuverlässig und reproduzierbar untersuchen. Kreuzen Sie die Zutreffenden an.

aerobe Bakterien	
anaerobe Bakterien	
Pilze	
Viren	

3.3 Wirksamkeit und Einsatz bei Krankheiten

3.3.1 Nennen Sie fünf ätherische Öle, die wegen ihres hohen Anteils an Phenolen den Charakter eines Breitbandantibiotikums besitzen, und nennen Sie den entsprechenden deutschen Namen.

wissenschaftlicher Name	deutscher Name

3.3.2 Vervollständigen Sie folgende Sätze zum Thema Resistenzen.

Da ätherische Öle ____________ sind, haben Bakterien keine oder zumindest weniger Möglichkeiten, Resistenzen gegen deren keimtötende Wirkung aufzubauen.

Studien konnten zeigen, dass insbesondere Infektionen mit dem Krankenhauskeim ________________________ saniert werden können.

Oft wirkt eine ____________ aus nicht mehr wirksamem Antibiotikum und ätherischem Öl besonders stark keimtötend.

3.3.3 Nennen Sie fünf Inhaltsstoffe von ätherischen Ölen, die lokalanästhetisch wirken.

- ______________________________
- ______________________________
- ______________________________
- ______________________________
- ______________________________

**3.3.4 Für eine randomisierte, plazebokontrollierte Doppelblindstudie wurde eine Ätherisch-Öl-Rezeptur entwickelt, die bei Spannungskopfschmerzen den gleichen Effekt zeigte wie zwei handelsübliche Schmerzmedikamente.
Ergänzen Sie den Namen und die Menge des fehlenden Bestandteils.**

______________________ + 90 % Ethanol

3.3.5 Vervollständigen Sie folgende Sätze zum Thema antiinflammatorische Wirkungen von ätherischen Ölen.

Es gibt bislang einige Erklärungsansätze, wie die entzündungshemmende Wirkung von ätherischen Ölen im menschlichen Körper abläuft:

- Durch manche Inhaltsstoffe von ätherischen Ölen kann eine Überreaktion humaner ______________ modifiziert werden.
- Andere Inhaltsstoffe zeigen eine steroidartige Hemmung des ______________ ______________.
- Auch ein hemmender Effekt auf das Enzym ______________ konnte beobachtet werden.

3.3.6 Blähungswidrig wirkende Öle – Tragen Sie die fehlenden Buchstaben ein. Gesucht wird der wissenschaftliche Ausdruck für ihre Wirkung.

C	A	R	U	M		C	A	R	V	I							
1					6								8		10		
C		4															
F				9												3	
P	5								7		2						

1	2	3	4	5	6	7	8	9	10

3.3.7 Beruhigend wirkende Öle – Tragen Sie die fehlenden Buchstaben ein. Gesucht wird der wissenschaftliche Ausdruck für ihre Wirkung.

A	N	T	H	E	M	I	S		N	O	B	I	L	I	S						
C									3												
C		5																			
C	6							2													
L		7								4				1							

1	2	3	4	5	6	7

4 Therapiepraxis

4.1 Einkauf ätherischer Öle

4.1.1 Nennen Sie sechs wichtige Angaben auf dem Etikett eines Ätherisch-Öl-Fläschchens seriöser Herkunft.

- ______________________________
- ______________________________
- ______________________________
- ______________________________
- ______________________________
- ______________________________

4.2 Auswahl, Dosis und unkomplizierte Anwendungsmethoden ätherischer Öle

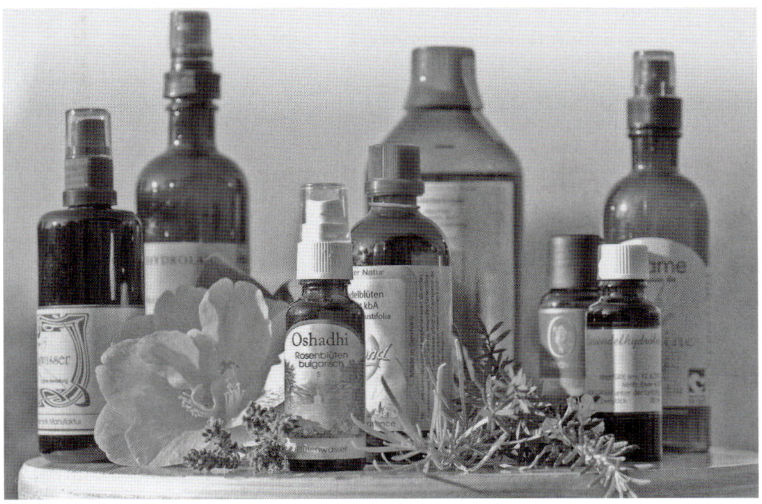

Abb. 4.1
Hydrolate und ätherische Öle.

4.2.1 Ätherische Öle müssen in fetten Pflanzenölen oder ähnlichen Trägersubstanzen verdünnt werden. Mit welcher Verdünnung ist man auf der sicheren Seite?
Streichen Sie die falschen Antworten.

- 1–3 %
- 10–15 %
- 20–30 %
- 50 %

4.2.2 Geben Sie für hohe bzw. niedrige Verdünnungen jeweils drei Patientengruppen oder Befindlichkeiten an.

hohe Verdünnungen (maximal 1,5 % ätherisches Öl)	geringe Verdünnungen (ab 1,5 % ätherisches Öl)

4.2.3 Verdünnungen von ätherischen Ölen werden von Nichtpharmazeuten durch das Abzählen von Tropfen hergestellt. Ergänzen Sie die ungefähre Menge.

Trägeröl	Verdünnung	Anzahl der Tropfen des ätherischen Öles
10 ml	1,5 %	
10 ml	3 %	

4.2.4 Bestimmte ätherische Öle können bei unsachgemäßer Anwendung zu Vergiftungserscheinungen führen. Übersetzen Sie alle Namen ins Deutsche, und kreuzen Sie die entsprechenden Öle an.

wissenschaftlicher Name	deutscher Name	Vergiftungserscheinung
Aniba rosaeodora		
Artemisia absinthum		
Artemisia vulgaris		
Hyssopus officinalis		
Mentha pulegium		
Ocotea odorifera		
Ruta graveolens		
Santalum austrocaledonicum		
Thuja occidentalis		
Vetiveria zizanioides		

4.2.5 Sie empfehlen eine Inhalation mit ätherischen Ölen. Wie viele Tropfen ätherischen Öles dürfen maximal auf eine Schüssel mit heißem Wasser (3–5 l) gegeben werden? Streichen Sie die falschen Angaben.

- 2 Tropfen
- 4 Tropfen
- 6 Tropfen

4.2.6 Nennen Sie sechs allgemeine Wirkungen einer Massage.

- auf der Haut: ____________________
- in der Muskulatur: ____________________
- für Herz und Kreislauf: ____________________
- auf die Gelenke: ____________________
- für den Stoffwechsel: ____________________
- für die Psyche: ____________________

4.3 Fette Pflanzenöle

4.3.1 Vervollständigen Sie folgende Sätze.

Das Fett in Samen und Früchten dient der jeweiligen Pflanze als ____________ und ____________ gegen zu hohe Temperaturen. Hochwertige Qualitäten werden durch mechanische ____________ gewonnen. Diese Produkte erhalten die Bezeichnung ____________ Öle. Minderwertige Öle werden mit flüchtigen ____________ extrahiert und dann in mehreren Schritten ____________ .

Fettsäuren mit mehreren Doppelbindungen werden ____________ Fettsäuren genannt. Sie sind für eine gesunde Ernährung und für die ____________ geeignet. Fette Pflanzenöle bestehen aus ____________ Fettsäuren und einem Molekül ____________ .

4.3.2 Chronischer Mangel an essenziellen Fettsäuren kann Folgendes bewirken – Ergänzen Sie die fehlenden Begriffe. Die Buchstaben aus den Kästchen mit Ziffern ergeben den gesuchten Begriff im letzten Satz.

1. vermehrte Verdunstung von …
2. trockene und schuppige …
3. gestörter Informationsfluss in den …
4. Störungen des …
5. Prämenstruelles …

1.							4												
2.		5																	
3.								3											
4.			1																
5.							2												

γ-Linolensäure wirkt bei diesen Beschwerden besonders lindernd. Sie ist eine …

1	2	3	4	5	-6-Fettsäure

4.3.3 Für die Verwendung in einer Aromamassage teilt man die fetten Öle in folgende drei Gruppen ein:

- ______
- ______
- ______

4.3.4 Nennen Sie die zwei beliebtesten und relativ preiswerten Öle aus der Pflanzenfamilie der Rosengewächse (Rosaceae), und tragen Sie ihre Haltbarkeit ein.

- ______
- ______

Beide Öle sind mindestens ______ Monate haltbar.

4.3.5 Einige fette Pflanzenöle enthalten hochwirksame, einmalige Inhaltsstoffe, die bei der Behandlung der jeweiligen Beschwerden eine wichtige Hilfe sein können (s. Fachbuch „Aromatherapie für Pflege- und Heilberufe", Kap. 4.4). Vervollständigen Sie folgende Sätze.

- ______ hat – innerlich eingenommen – eine ausgeprägt positive Wirkung auf das **Immunsystem,** zudem wirkt es erweiternd auf die **Bronchien.**
- ______ wird bei **Bestrahlungstherapien** eingesetzt: Die Haut wird widerstandsfähiger, und die Strahlung wird besser vertragen.
- ______, ______ und ______ zeigen erfahrungsgemäß eine sehr positive Wirkung auf **Narben** und beschleunigen die Wundheilung.
- ______ und ______ wirken insektenvertreibend, insbesondere werden sie zur Behandlung von **Kopflausbefall** eingesetzt.

4.3.6 Nennen Sie die Pflanzenöle (deutscher Name) mit den gefragten Eigenschaften oder Inhaltsstoffen.

Öle mit einem relativ hohen Anteil an Ölsäure sind über 1 Jahr haltbar.
Nennen Sie drei Öle mit einem Ölsäuregehalt von über 50 %.

- ______
- ______
- ______

α- und γ-Linolensäure wirken sehr regenerierend auf geschädigte Haut.
Nennen Sie zwei Öle mit über 20 % Linolensäure.

- ______
- ______

Palmitin- und Palmitoleinsäure ähneln unserem Hauttalg und haben darum besonders pflegende Wirkungen. Nennen Sie drei Öle mit diesen Fettsäuren.

- ______
- ______
- ______

In fetten Ölen können schmerzlindernde Stoffe enthalten sein.
Nennen Sie zwei analgetisch wirksame Öle.

- ____
- ____

Mithilfe von fetten Ölen können Heilpflanzenauszüge hergestellt werden.
Nennen Sie vier dieser Mazerate.

- ____
- ____
- ____
- ____

Manche Fettbegleitstoffe („das Unverseifbare") machen raue und rissige Haut wieder elastisch.
Nennen Sie zwei Öle mit dieser Wirkung.

- ____
- ____

4.3.7 Wegen ihrer unspezifisch milden und hautpflegenden Eigenschaften eignen sich folgende vier Pflanzenöle und Mazerate zur Babypflege sowie zur Anwendung bei sehr empfindlicher und gereizter Haut:

- ____
- ____
- ____
- ____

4.3.8 Ätherisches Öl von Helichrysum italicum wirkt lokal antikoagulierend bei Hämatomen. Diese Wirkung kann verstärkt werden durch folgende analgetisch und/oder hyperämisierend wirkenden Pflanzenöle, die gegen Prellungen, Verstauchungen, Quetschungen und Hämatome wirken. Gesucht wird ihr deutscher Name.

- ____
- ____
- ____

4.3.9 Bei Neurodermitis werden Pflanzenöle mit einem hohen Anteil an γ-Linolensäure innerlich und äußerlich eingesetzt. Nennen Sie die deutsche Bezeichnung von drei dieser recht kostspieligen und wenig haltbaren Öle.

- ____
- ____
- ____

4.4 Wasser und ätherische Öle

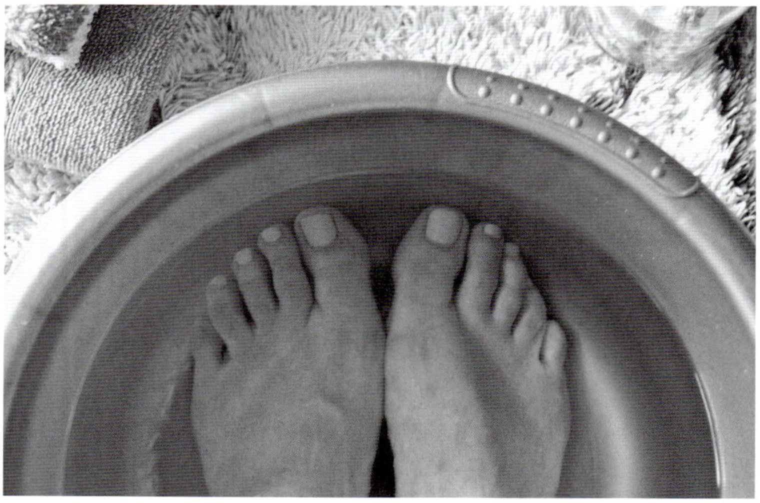

Abb. 4.2
Fußbad.

4.4.1 Vervollständigen Sie folgende Sätze zur Anwendung von ätherischen Ölen mit Wasser.

Für wässrige Anwendungen der fettlöslichen ätherischen Öle muss man Letztere emulgieren oder zumindest gut vermischen, beispielsweise mit ________, ________ oder ________.
Für ein Vollbad sind maximal ____ Tropfen der meisten ätherischen Öle ausreichend, meist genügen sogar 5–8 Tropfen. Das Öl von Mentha piperita muss bei empfindlicher Haut noch geringer für Bäder dosiert werden; bei fiebersenkenden Waschungen muss zudem bedacht werden, dass es auch einen wärmenden Effekt haben kann.
Erfahrungsgemäß eignet sich Das Öl von ________ (wissenschaftlicher Name) besser für fiebersenkende Anwendungen als beispielsweise Wadenwickel.

4.4.2 Was gilt es zu beachten bei fiebersenkenden Waschungen und Einreibungen mit Pfefferminzöl und mentholhaltigen Substanzen? Nennen Sie ihre wesentlichen Wirkungen.

____

____

____

4.4.3 Nennen Sie die ätherischen Öle (wissenschaftliche Namen), die in unterschiedlichen Wickeln und Kompressen deren Wirkungen verstärken können.

Blähungen

Nennen Sie drei ätherische Öle, die eine entkrampfend wirksame feucht-warme Bauchauflage verstärken können.

- ______________________________
- ______________________________
- ______________________________

Blasenentzündung

Nennen Sie ein klassisches ätherisches Öl, das in einer Auflage verarbeitet werden kann. Es kann auch bei postoperativem Harnverhalt eingesetzt werden.

- ______________________________

Entzündungen

Nennen Sie ein ätherisches Öl, das die entzündungshemmende Wirkung von Quarkkompressen verstärken kann.

- ______________________________

Gelenkschmerzen

Nennen Sie ein ätherisches Öl, das – recht hoch dosiert (bis zu 10 %) – die schmerzlindernde Wirkung einer Auflage mit Johanniskrautmazerat bei Gelenk-, Muskel- und Nervenschmerzen verstärken kann.

- ______________________________

Husten und Bronchitis

Nennen Sie zwei mild wirksame ätherische Öle, die lindernd zur Brustkompresse auch bei empfindlichen Menschen gegeben werden können.

- ______________________________
- ______________________________

Ohrenschmerzen

Nennen Sie drei schmerzlindernde ätherische Öle, die ergänzend bei Johanniskraut- oder Zwiebelkompressen verwendet werden können.

- ______________________________
- ______________________________
- ______________________________

Einschlafstörungen

Nennen Sie zwei Öle, welche die schlaffördernde Anwendung „feuchte Socke“ unterstützen können.

- ______________________________
- ______________________________

5 Indikationen

5.1 Bewährte Öle bei psychischen und körperlichen Symptomen

5.1.1 **Kennen Sie ein überängstliches Kind? Oder einen Erwachsenen, der sich ständig Sorgen über viele seiner Lebensumstände macht? Stellen Sie eine passende Mischung zusammen, die jeweils ein Öl aus der Gruppe der Kopf-, Herz- und Basisnoten enthält (s. Fachbuch „Aromatherapie für Pflege- und Heilberufe", Tab. 3.3.8 und Tab. 5.1).**

3 Tropfen Kopfnote	
2 Tropfen Herznote	
1 Tropfen Basisnote	
auf 10 ml fettes Pflanzenöl	

5.1.2 **Welche Faktoren sollten Sie berücksichtigen, und nach welchem Grundschema können Sie bei Ihren Patienten vorgehen, um diese und auch andere Mischungen auf konkrete Einzelfälle anzupassen?**

5.2 Spezielle Anwendungen im klinischen Bereich, im Seniorenheim und in der ambulanten Pflege

5.2.1 **Vervollständigen Sie folgende Sätze zu juristischen Hintergründen der klinischen Arbeit mit ätherischen Ölen.**

Bei der Anwendung von ätherischen Ölen in einem deutschen Krankenhaus oder Hospiz muss grundsätzlich eine ärztliche ______ vorliegen. Bei der ______ Pflege dürfen aromapflegerische Maßnahmen vorgenommen werden, wenn vonseiten des Hausarztes keine Einschränkungen vorliegen.

Es darf nur jeweils eine Portion einer Ölemischung für den „   “
hergestellt werden, also keine größeren Mengen auf Vorrat.

5.2.2 Eines der dankbarsten Gebiete für erfolgreiche aromapflegerische Behandlungen sind Hauterkrankungen. Diese lassen sich meist sehr gut mit folgenden fetten Pflanzenölen, denen bei Bedarf ätherische Öle beigemischt werden, behandeln. Gesucht wird die deutsche Bezeichnung.

fette Pflanzenöle	deutsche Bezeichnung
Calendula officinalis	
Hypericum perforatum	
Rosa rubiginosa	
Simmondsia chinensis/Buxus chinensis	
bei allergischen Symptomen zusätzlich:	
Borago officinalis	
Oenothera biennis	
bei besonders trockener Haut zusätzlich:	
Macadamia integrifolia	
Persea gratissima	
Triticum aestivum	

5.2.3 Welche ätherischen Öle mit besonders hautpflegenden Inhaltsstoffen kennen Sie? Zu nennen sind je vier.

mit über 30 % Monoterpenestern	mit über 30% Sesquiterpenen oder Sesquiterpenolen

**5.2.4 Bei Erkältungserkrankungen der oberen und der unteren Atemwege sind viele ätherische Öle von Pflanzen aus den folgenden Pflanzenfamilien sowohl zur Inhalation als auch für Brustsalben auf Auflagen einsetzbar.
Tragen Sie pro Pflanzenfamilie vier ätherische Öle ein, die für sekretolytische (schleimlösende) und keimreduzierende Anwendungen geeignet sind.**

Myrtaceae, Myrtengewächse	Pinaceae, Kieferngewächse

**5.2.5 Welche Gruppe von ätherischen Ölen darf nicht für Anwendungen in warmem oder heißem Wasser eingesetzt werden? Kreuzen Sie die richtigen Aussagen an.
Nicht mit warmem oder heißem Wasser verwendet werden dürfen ätherische Öle, …**

… die über 3 €/ml kosten.	
… die reich an Monoterpenen sind, wenn sie bereits 1,5 Jahre geöffnet waren.	
… die aus Harzen destilliert wurden, wenn sie klebrig sind.	
… die reich an Monoterpenaldehyden sind, wenn sie bereits 1,5 Jahre geöffnet waren.	
… die stark blumig duften.	

5.2.6 Vervollständigen Sie die folgenden Sätze zu ätherischen Ölen bei Hirnleistungsstörungen.

Patienten mit Hirnleistungsstörungen wie Morbus Alzheimer können begleitend zur konventionellen Therapie recht erfolgreich mit ätherischen Ölen behandelt werden. Das ätherische Öl von ________ zeigte in Studien ähnliche Effekte wie gängige Medikamente zur Unterdrückung der Acetylcholinesterase.
Es gibt Hinweise, dass auch andere Öle mit den Inhaltsstoffen ________ und ________ einen ähnlichen Effekt haben könnten.
Zwei placebokontrollierte Studien zeigten bei dementen Patienten, dass die ätherischen Öle von ________ und ________ die Unruhe dieser Menschen reduzieren konnte.

**5.2.7 Welche Aussagen treffen zur Wirkung von Lavandula angustifolia zu?
Kreuzen Sie an.**

	richtig	falsch
Lavendelöl hilft als Raumbeduftung, geriatrische Patienten zu beruhigen.		
Lavendelöl wirkt ein Vierteljahr nach Öffnen der Flasche stark hautreizend.		
Lavendelöl wirkt hemmend auf die spontane motorische Aktivität.		
Lavendelöl zeigt in EEGs eine angstlösende Wirkung.		
Lavendelöl enthält über 20 % neurotoxisch wirksame Monoterpenketone.		

6 Vorsichtsmaßnahmen und Kontraindikationen

6.1 Toxikologie der Duftstoffe

6.1.1 Vervollständigen Sie die folgenden Sätze zur Toxikologie.

In der Duftstoffindustrie werden nach wie vor Verträglichkeitsexperimente an Tieren durchgeführt. Hieraus resultierte der in der Toxikologie gebräuchliche Begriff LD_{50}, d. h. die mittlere ________. Diese Zahl wird durch die ________ Applikation einer bestimmten Menge eines Stoffes, die ____ % der Versuchstiere tötet, ermittelt. Die Angabe erfolgt in Gramm pro Kilogramm ________ des Tieres.

6.1.2 Kreuzworträtsel (inklusive ß) – Für die gesuchten potenziell toxischen ätherischen Öle (s. Fachbuch „Aromatherapie für Pflege- und Heilberufe“, Kap. 6.1.3) gibt es in manchen Ländern auch heute noch Restriktionen, weil sie entweder toxisch sind oder aber die Haut stark reizen können. Das Lösungswort ist ein Gewürz, das den möglicherweise für die Leber problematischen Inhaltsstoff Cumarin enthält. Sein ätherisches Öl duftet wegen des Gehalts an Benzaldehyd leicht marzipanartig.

1. Welches (seltene) Wurzelöl einer Pflanze aus der Familie der Korbblütengewächse enthält ca. 50 % potenziell hautreizende Lactone?
2. Diese beliebte immergrüne Heckenpflanze umzäunt viele Gärten.
3. Gesucht wird der Name von brasilianischen und nordamerikanischen Laubbäumen, die wegen ihrer leichten Frostempfindlichkeit in Europa selten sind.
4. Das ätherische Öl welchen Baumes kann bis zu 50 % des abortiv wirksamen Esters Sabinylacetat enthalten? Er ist ein Verwandter des Gemeinen Wacholders.
5. Welche gelbblühende hohe Wildstaude wächst im Hochsommer an Bahngleisen, Autobahnrändern und Schuttplätzen?
6. Die gesuchte schilfartige Pflanze wächst am Rand vieler Gartenteiche, ihre zerriebenen Wurzeln duften.
7. In der Weihnachtszeit backen alle mit diesem unverzichtbaren Gewürz.
8. Der Gänsebraten wird traditionell mit diesem Kraut gefüllt.
9. Der wissenschaftliche Name des gesuchten Krautes steht Pate für ein berauschendes alkoholisches Getränk. Wie lautet der deutsche Name?
10. Gesucht wird der Kurzname einer dekorativen Gartenstaude, die Namensgeberin der Pflanzenfamilie ist, zu denen die Zitruspflanzen gehören.

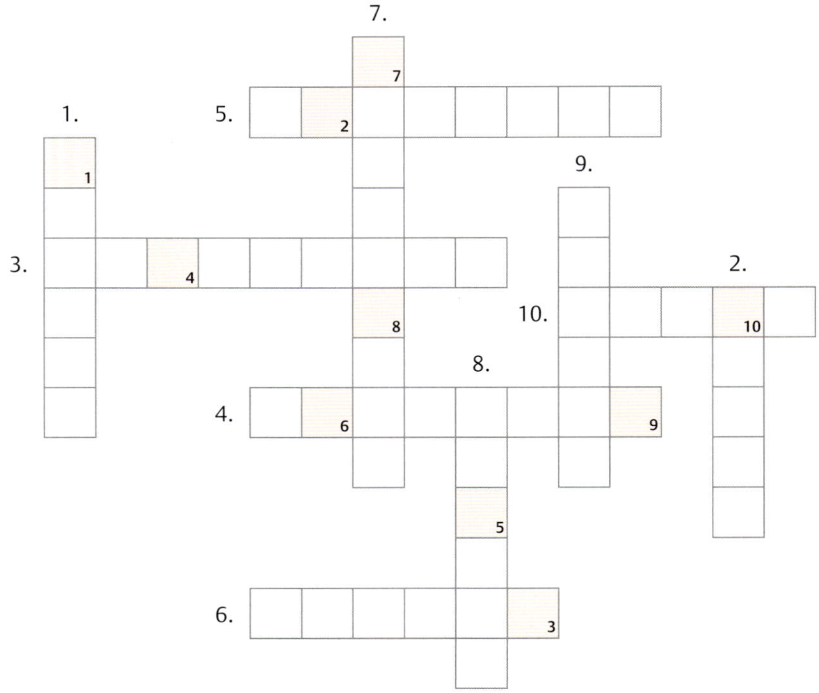

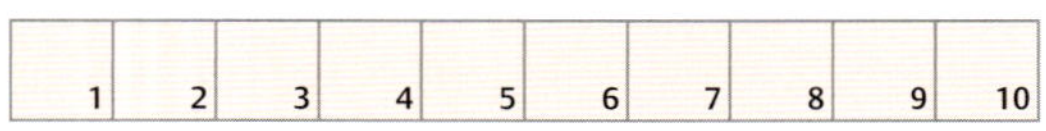

6.2 Verträglichkeit und Allergien

6.2.1 Welche Aussagen zum Thema Allergien und ätherische Öle treffen zu, welche nicht? Kreuzen Sie an.

	richtig	falsch
Für die Behandlung von allergiegefährdeten Personen sollte man natürliche ätherische Öle verwenden, die für die Parfümindustrie hergestellt werden.		
Pestizidrückstände in Zitrusölen können reizend und auch allergisierend wirken.		
Die Auswahl und die Dosierung von ätherischen Ölen müssen der Befindlichkeit des individuellen Patienten angepasst werden.		
Synthetische Beimischungen in natürlichen ätherischen Ölen können das Allergierisiko erhöhen.		
Grundsätzlich kann jedes ätherische Öl Reizungen, Rötungen und auch Allergien auslösen.		
Bei Allergikern sollte die Behandlung mit mehreren ätherischen Ölen gleichzeitig erfolgen.		
Preiswerte ätherische Öle, die im Labor hergestellt werden, sind besonders rein und daher gut für Allergiker geeignet.		

6.2.2 **In der Liste der 26 angeblichen Allergene, die auf Kosmetika und Waschmitteln deklariert werden müssen, befinden sich einige Stoffe, die inzwischen als relativ harmlos angesehen werden, vor allem, wenn sie in naturreinen ätherischen Ölen enthalten sind.**
Finden Sie jeweils drei ätherische Öle, in denen diese Inhaltsstoffe zu über 10 % enthalten sind (s. Fachbuch „Aromatherapie für Pflege- und Heilberufe", Kap. 6.2.2.2).

Gruppe der sehr seltenen Allergene

Limonen	**Linalool**

Wenig Sensibilisierung bei der Bevölkerung

Citral (Geranial/Neral)	**Citronellol**	**Geraniol**	**Eugenol**

6.2.3 **Vervollständigen Sie die folgenden Sätze zum Allergierisiko bei Verunreinigungen von ätherischen Ölen.**

Verunreinigungen von Kräutertees und ätherischen Ölen mit ähnlichen wie den gewünschten Pflanzen kommen bei weltweit in großen Mengen benötigten Phytotherapeutika vor. Eine der diesbezüglich stark begehrten Heilpflanzen ist die __________. Absichtlich oder versehentlich beigemischte Verwandte der Pflanze wie __________ können jedoch hautreizende __________ enthalten.

6.2.4 Vier Ölegruppen neigen besonders stark zur Bildung von hautreizenden Inhaltsstoffen wie Peroxiden. Finden Sie diese anhand der korrekten Anordnung folgender Silben und Buchstaben. Diese Öle sollten maximal 1,5 Jahre nach dem Öffnen der Flaschen nicht mehr auf der Haut angewendet werden.

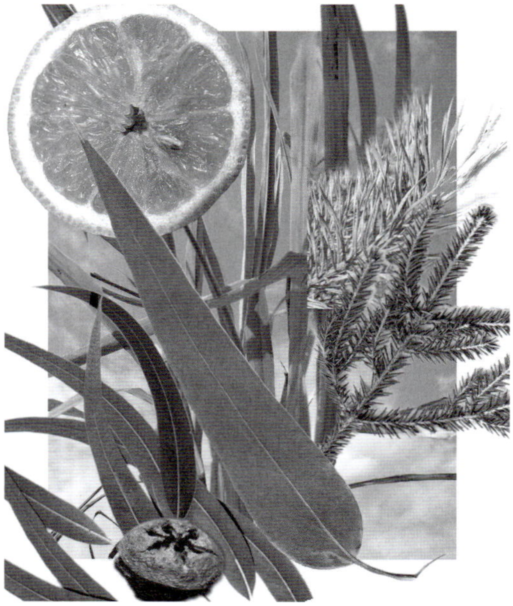

Abb. 6.1
Vier oxidationsempfindliche Ölegruppen.

de – e – eu – kal – le – löl – na – neng – öle – rasö – rus – söle – yptu – zit – zitro

- ______________________________
- ______________________________
- ______________________________
- ______________________________

6.2.5 Ein ätherisches Öl aus den Zweigen eines Mitglieds der obigen Ölegruppen kann (bei fahrlässiger Handhabung) zu einer dermaßen schnellen Bildung von Peroxiden wie dem hautreizenden Ascaridol neigen, dass manche Ölefirmen ihm nur eine sechsmonatige Haltbarkeit nach Öffnen der Flasche zugestehen. Tragen Sie den lateinischen und den deutschen Namen der gesuchten Pflanze ein.

____________________, ____________________ neigt zur besonders raschen Peroxidbildung.

6.2.6 Welche Aussagen zum Thema Haltbarkeit und Hautfreundlichkeit von ätherischen Ölen treffen zu, welche nicht? Kreuzen Sie an.

	richtig	falsch
Fast alle ätherischen Öle oxidieren nach einer bestimmten Zeit nach Öffnen der Flaschen.		
Besonders hautfreundlich ist ein ätherisches Öl, wenn sein Peroxidwert unter 5 liegt.		
Das Öl von Melaleuca alternifolia neigt durch seine chemische Struktur unter ungünstigen Bedingungen besonders schnell zum Oxidieren.		
Laien erkennen oxidierte ätherische Öle an ihrem ranzigen Geruch.		
Man kann den Peroxidwert von ätherischen Ölen ganz einfach mit einem pH-Stäbchen messen.		

6.2.7 Welche Anwendungsmethoden von ätherischen Ölen, die Furocumarine enthalten, sind geeignet, welche sind unsachgemäß?
Kreuzen Sie an.

	richtig	falsch
Das unverdünnte ätherische Öl darf im Hochsommer auf das Gesicht gegeben werden.		
Es ist unproblematisch 4%ig in Jojobaöl verdünntes ätherisches Öl auf Körperstellen zu geben, die Solariumslicht ausgesetzt werden.		
5%ig verdünntes ätherisches Öl kann für ein winterliches Fußbad verwendet werden.		
Es empfiehlt sich, 2%ig in Mandelöl verdünntes ätherisches Öl 8 Stunden vor einem Sonnenbad aufzutragen.		
Besonders gut eignet sich 3%ig in Alkohol verdünntes Öl als Erfrischungsspray während schweißtreibenden sommerlichen Sports.		

6.2.8 Ätherische Öle, die Furocumarine enthalten, wurden in kosmetischen Produkten stark reglementiert.
Nennen Sie sechs ätherische Öle, welche diese potenziell photosensitivierenden Stoffe enthalten und dadurch bei unsachgemäßer Anwendung (beim Sonnenbad oder im Solarium) Hautschäden verursachen können.

- ______
- ______
- ______
- ______
- ______
- ______

6.2.9 Welche Symptome und/oder Krankheiten kann die unsachgemäße Anwendung von ätherischen Ölen, die Furocumarine enthalten, auslösen?
Kreuzen Sie die korrekten Antworten an.

epileptischer Anfall	
Dermatitis 1. und 2. Grades	
Hustenanfälle	
Niesen	
Berloque-Dermatitis	

6.3 Kontraindikationen und mögliche Wechselwirkungen

6.3.1 Drei Inhaltsstoffe in ätherischen Ölen können bei Kindern und sehr empfindlichen Erwachsenen mit obstruktiven Erkrankungen der Atemwege Probleme verursachen. Nennen Sie diese Inhaltsstoffe sowie jeweils zwei Öle, in denen diese zu über 30 % enthalten sind (s. Fachbuch „Aromatherapie für Pflege- und Heilberufe", Kap. 6.3.3).

Inhaltsstoff	Öle mit einem Gehalt über 30 %

6.3.2 Vier Inhaltsstoffe in ätherischen Ölen können bei übertriebener Anwendung bei vorbelasteten oder sehr empfindlichen Menschen zu epilepsie-artigen Krämpfen oder gar zu epileptischen Anfällen führen.
Nennen Sie diese Inhaltsstoffe sowie jeweils zwei Öle, in denen diese zu über 10 % enthalten sind (s. Fachbuch „Aromatherapie für Pflege- und Heilberufe", Kap. 6.3.4).

Inhaltsstoff	Öle mit einem Gehalt über 10 %

6.3.3 Ein Inhaltsstoff in ätherischen Ölen, dessen zwei Isomere fast immer gleichzeitig vorkommen, kann bei übertriebener Anwendung bei Menschen mit entsprechender Prädisposition zu einer Erhöhung des Augentonus bis hin zum Glaukom führen.
Nennen Sie die zwei Formen dieses Inhaltsstoffs sowie drei Öle, in denen diese zu über 10 % enthalten sind (s. Fachbuch „Aromatherapie für Pflege- und Heilberufe", Kap. 6.3.5).

Inhaltsstoff	Öle mit einem Gehalt über 10 %

6.3.4 Bestimmte ätherische Öle in Kosmetik, Duftlampe oder Sauna können während der Schwangerschaft nachteilige Auswirkungen haben.
Übersetzen Sie die wissenschaftlichen Namen entsprechend wirksamer Öle ins Deutsche (s. Fachbuch „Aromatherapie für Pflege- und Heilberufe", Kap. 6.3.8).

emmenagoge (menstruationsfördernde) ätherische Öle		uterotonische (gebärmutterstärkende bis wehenauslösende) ätherische Öle	
Achillea millefolium		Aloysia triphylla/ Lippia citriodora	
Artemisia dracunculus		Cinnamomum verum/ -zeylanicum fol. und cort.	
Cinnamomum zeylanicum fol. und cort.		Foeniculum vulgare	
Foeniculum vulgare		Mentha piperita	
Mentha piperita		Myristica fragrans	
Myristica fragrans		Pimenta dioica	
Pimpinella anisum		Pimpinella anisum	
Ocimum basilicum		Syzygium aromaticum	
Rosmarinus officinalis Ct. 2-Bornan-on		Thymus vulgaris Ct. Geraniol	
Salvia officinalis			
Syzygium aromaticum			

6.3.5 Eltern wollen nur das Beste für ihr Kind und reagieren dennoch oft über, wenn es krank wird. Teilen Sie „frisch gebackenen" Eltern mit, ab frühestens dem wievielten Lebensmonat sie ihren Säugling mit ätherischen Ölen behandeln dürfen – von einigen Ausnahmen abgesehen. Streichen Sie die falschen Angaben.

- 2. Monat
- 4. Monat
- 6. Monat

6.3.6 Ätherische Öle und Krebs – Welche der folgenden ätherischen Öle gelten bei unsachgemäßer Anwendung als kanzerogen (krebserzeugend) und dürfen darum nicht in kosmetische Produkte eingearbeitet werden?
Kreuzen Sie an.

Acorus calamus	
Cedrus deodara	
Juniperus oxycedrus (Trockendestillat)	
Lavandula angustifolia	
Sassafras albidum	
Thuja occidentalis	

6.3.7 Nennen Sie drei hormonartig wirkende ätherische Öle, deren Gebrauch man bei hormonabhängigen Krebsarten entweder einschränken oder bei empfindlichen Patienten sicherheitshalber meiden sollte (s. Fachbuch „Aromatherapie für Pflege- und Heilberufe“, Kap. 6.3.10).

- ____________________
- ____________________
- ____________________

6.3.8 Terpene und ihre Derivate werden gezielt zur Verstärkung der Resorption bestimmter topisch applizierter Medikamente eingesetzt. Da Bestandteile von ätherischen Ölen nach Eindringen in den Blutkreislauf systemisch wirken, verändern einige davon vermutlich den Metabolismus bestimmter Medikamente.
Über eine deutliche penetrationsverstärkende Wirkung von zwei gängigen Anti-Krebs-Mitteln wird wegen entsprechender In-vitro-Studien diskutiert. Bis genauere Erkenntnisse vorliegen, wird vom gleichzeitigen Gebrauch folgender Medikamente – sowohl topisch als auch systemisch angewendet – mit folgenden drei Inhaltsstoffen ätherischer Öle abgeraten. Nennen Sie jeweils zwei ätherische Öle mit diesen Inhaltsstoffen (s. Fachbuch „Aromatherapie für Pflege- und Heilberufe“, Kap. 6.3.11).

Anti-Krebs-Mittel

- ____________________
- ____________________

mögliche Wechselwirkung mit	**diese Stoffe enthaltende ätherische Öle**

6.3.9 Homöopathische Medikamente sollten immer zeitversetzt mit Anwendungen von ätherischen Ölen eingenommen werden. Bei der Behandlung von Hochpotenzen bzw. bei lang andauernder Therapie mit Konstitutionsmitteln wird oft von der Verwendung von folgenden ätherischen Ölen gänzlich abgeraten.
Nennen Sie den wissenschaftlichen und den deutschen Namen.

- ____________________
- ____________________
- ____________________
- ____________________
- ____________________

6.3.10 Stellen Sie sich vor, Sie sind in einem pflegenden Beruf als Angestellter tätig und dürfen ätherische Öle in Ihre pflegerische Tätigkeit integrieren. Der Chef oder die Pflegedienstleitung möchte jedoch am Arbeitsplatz, an dem überwiegend mit den Duftstoffen hantiert wird, ein kleines Plakat für Erste-Hilfe-Maßnahmen hängen sehen, auf dem der Wortlaut des Sicherheitsratschlags „S26" der EG-Richtlinie 92/32/EWG steht. Was schreiben Sie auf das Plakat?
Kreuzen Sie an.

Bei versehentlichem Verschlucken von ätherischem Öl: Gründlich mit Olivenöl gurgeln und ausspucken.	
Bei Kontakt von ätherischem Öl mit den Augen: Die Augen sofort gründlich mit Wasser abspülen und den Arzt konsultieren.	
Bei Kontakt von ätherischem Öl mit den Augen: Die Augen sofort mit Pflanzenöl oder Butter ausreiben.	
Bei Überdosierung auf der Haut: Betroffene Stelle gründlich mit Alkohol abreiben.	

6.3.11 Vervollständigen Sie folgende Sätze zum Thema Kennzeichnung von ätherischen Ölen gemäß der europäischen Gefahrstoffverordnung.

Europäische Anbieter von ätherischen Ölen können diese wahlweise unterschiedlich deklarieren. Bringen sie ihr Produkt als ________ in den Verkehr, muss die Haltbarkeit nach erstmaligem Öffnen angegeben werden. Auch die ________ müssen deklariert sein. Wird das ätherische Öl zur Raumbeduftung zum Verkauf angeboten, müssen ________ auf dem Etikett aufgedruckt sein. Je nach Anteil bestimmter ________ variieren die vorgeschriebenen Warnbilder. Diese Zeichen sagen nichts über die Qualität eines Öles aus. Ein ätherisches Öl, das als Lebensmittel zugelassen wurde, kann aus derselben Charge von anders ausgewiesenen Ölen stammen. Auf dem Etikett muss sich eine einfache ________ zur Zubereitung befinden.

6.3.12 Gesucht ist der Name einer traditionell genutzten europäischen Heilpflanze, deren mazeriertes fettes Öl wir als schmerzlindernde Maßnahme äußerlich anwenden können. Durch die Einnahme von Medikamenten mit hoher Konzentration dieser Heilpflanze können bei Patienten, die Ciclosporin nach Organtransplantationen einnehmen müssen, lebensgefährliche Nebenwirkungen entstehen.
Nennen Sie den Namen der gesuchten Heilpflanze.

____

6.3.13 Ätherische Öle mit hohen Anteilen an bestimmten Phenolen sollten aus Sicherheitsgründen nicht im pflegerischen Bereich verwendet werden.
Nennen Sie die Gründe dafür (Unzutreffendes durchstreichen).

Phenole können

- bei falscher Anwendung stark hautreizend wirken.
- sich bei falscher Anwendung negativ auf die Leberwerte auswirken.
- bei empfindlichen Hypertonikern den Blutdruck in unerwünschte Höhen steigen lassen.
- bei falscher Anwendung photosensibilisierend wirken.
- auf viele Menschen stark sedierend wirken.

7 Pflanzenfamilien und ätherische Öle

7.1 Annonaceae, Flaschenbaumgewächse – Ylang-Ylang-Öl

7.1.1 Tragen Sie einige Zahlen und Fakten zum Ylang-Ylang-Baum ein.

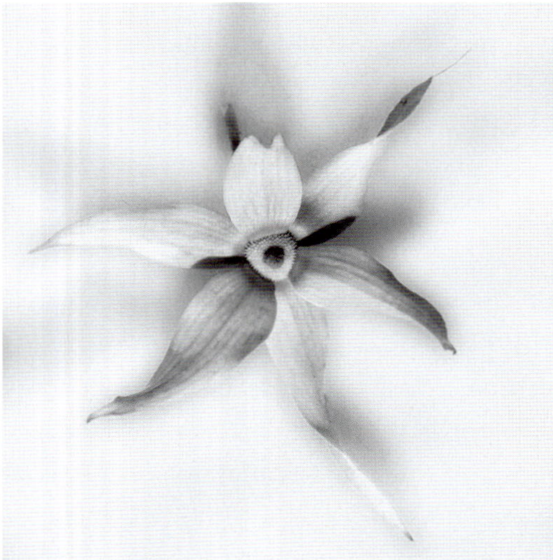

Abb. 7.1
Cananga odorata, Ylang-Ylang.
(Quelle: Priscila Botelho, Brasilien)

- Die Farbe der Blüten von Cananga odorata ist ______.
- Der Baum braucht nicht mit Schädlingsgiften gespritzt zu werden, weil folgende Stoffgruppe in den Blüten eine abwehrende Wirkung hat: ______.
- Circa 1 l ätherisches Öl erhält man durch Destillation von folgender Menge an Blüten: ______.
- Anzahl der möglichen Destillationstunden: ______
- Gehalt an entkrampfend wirksamem Geranylacetat im Öl aus den Komoren (III-Qualität): ______
- Gehalt an entkrampfend wirksamem Geranylacetat im Öl aus Madagaskar (Extra-Qualität): ______
- Gehalt an antibakteriell wirksamem Linalool im Öl aus den Komoren (III-Qualität): ______
- Gehalt an antibakteriell wirksamem Linalool im Öl aus Madagaskar (Extra-Qualität): ______

7.2 Apiaceae, Doldenblütengewächse

**7.2.1 Welche der folgenden Duftpflanzen gehören zur Pflanzenfamilie der Apiaceae (Doldenblütengewächse)?
Kreuzen Sie an.**

Achillea millefolium	
Angelica archangelica	
Anethum graveolens	
Coriandrum sativum	
Daucus carota	
Ferula galbaniflua/gummosa	
Matricaria chamomilla/recutita	
Melissa officinalis	

**7.2.2 Koriandersamenöl weist folgende Eigenschaften auf.
Vervollständigen Sie die Sätze.**

Es wirkt ________ auf die Darmtätigkeit, darum wird es traditionell gegen ________ eingesetzt.

7.3 Asteraceae, Korbblütengewächse

**7.3.1 In der Pflanzenfamilie der Asteraceae finden wir viele hautreizende und sogar toxische Pflanzen. Eine Pflanze dieser Familie genießt jedoch weltweite Anerkennung als entzündungshemmendes und wundheilendes Therapeutikum.
Nennen Sie den wissenschaftlichen Namen sowie den hauptsächlich dafür verantwortlichen Wirkstoff.**

________, Wirkstoff: ________

**7.3.2 Eine nahe Verwandte liefert ein curryartig riechendes ätherisches Öl, das stark lokal antikoagulierend wirkt.
Nennen Sie den wissenschaftlichen Namen und die dafür hauptsächlich verantwortliche Wirkstoffgruppe.**

________, Wirkstoffgruppe: ________

**7.3.3 Ein weiteres ätherisches Öl aus einer Pflanze dieser Familie wird meist als Ölauszug (Mazerat) zubereitet. Dieser kann selbst empfindliche Babyhaut beruhigen.
Nennen Sie den wissenschaftlichen und den deutschen Namen.**

________, deutscher Name: ________

7.4 Burseraceae, Balsambaumgewächse

7.4.1 Die Bibel berichtet, dass der neugeborene Jesus neben Gold zwei weitere kostbare Geschenke bekam. Es waren zwei stark wundheilende, entzündungshemmende und keimtötende Harze aus der Familie der Burseraceae, welche auch heute noch im südlichen Ägypten, in Somalia und auf der arabischen Halbinsel wild wachsen. Vielleicht wusste man bereits damals von ihren idealen Eigenschaften für die sensible Haut – auch von Babys.

1. ______________________________

2. ______________________________

7.5 Cupressaceae, Zypressengewächse

7.5.1 Neben vielen ätherischen Ölen aus exotischen, fernen Ländern stehen uns auch eine nicht geringe Anzahl an Ölen aus Europa zur Verfügung, sodass die Transportkosten und Umweltschäden nicht allzu sehr ins Gewicht fallen.
Die schlanke Zypresse ist ein Wahrzeichen der Toskana, die Früchte des stacheligen Wacholders würzen Sauerkraut und Gin. Beide gehören zur Familie der Cupressaceae, die ätherischen Öle beider Gewächse werden immer wieder mit den potenziell toxischen Ölen von eng verwandten und ähnlich aussehenden Pflanzen verwechselt.
Übersetzen Sie die wissenschaftlichen Namen, und nennen Sie ihre zwei Hauptinhaltsstoffe.

ätherisches Öl	deutscher Name	Gehalt in %	Inhaltsstoff
Cupressus sempervirens			
Juniperus communis (Zweig mit Frucht)			
Juniperus sabina			
Thuja occidentalis			

7.6 Geraniaceae, Storchschnabelgewächse – Rosengeranienöl

7.6.1 Aus der Familie der Geraniaceae beliefert uns vorwiegend eine Pflanze mit ätherischem Öl: die Rosengeranie. Ihr ätherisches Öl ist wegen seiner seelisch ausgleichenden und stark hautpflegenden Eigenschaften beliebt. Zudem ist es ein preiswerter „Rosenersatz", da es ähnliche Duftmoleküle enthält wie Rosenöl.
Streichen Sie die Pflanzenteile, aus denen dieses Öl nicht destilliert wird.

- Blätter und Blüten
- Früchte
- Samen
- Wurzeln

7.6.2 Vervollständigen Sie folgende Sätze zum Rosengeranienöl.

Rosengeranienöl enthält neben stark entkrampfend wirksamen ______ die „Rosenalkohole" ______ und ______. Es ist ein recht preiswertes ätherisches Öl, da für 1 kg nur ______ kg Pflanzenmaterial benötigt werden.
Als typisches „Ausgleichsöl" hat es eine sehr ______ Wirkung auf den weiblichen Hormonhaushalt.

7.7 Gramineae, Süßgräser

7.7.1 Auch aus der Pflanzenfamilie der Süßgräser werden recht preiswerte ätherische Öle gewonnen. Einige sind in Zusammensetzung und Duft sehr ähnlich. Notieren Sie die Pflanzenteile, aus denen sie jeweils destilliert werden, sowie den Hauptinhaltsstoff der Öle.

wissenschaftlicher Name	Pflanzenteil	Gehalt in %	Inhaltsstoff
Cymbopogon citratus			
Cymbopogon flexuosus			
Cymbopogon martini var. motia			
Cymbopogon nardus			
Cymbopogon winterianus			
Vetiveria zizanioides			

7.8 Lamiaceae, Lippenblütengewächse

7.8.1 Die Pflanzenfamilie der Lamiaceae ist die umfangreichste Lieferantin von hochwirksamen ätherischen Ölen. Genau genommen begann mit einigen von ihnen die moderne Aromatherapie, als antiseptische und wundheilende Eigenschaften von Lavendelöl mit wissenschaftlichen Methoden erforscht wurden.
Bis auf eine Pflanze, die in Indien zu Hause ist, wachsen alle gängigen Ölpflanzen dieser Familie in Europa. Welche sind gemeint? Kreuzen Sie an.

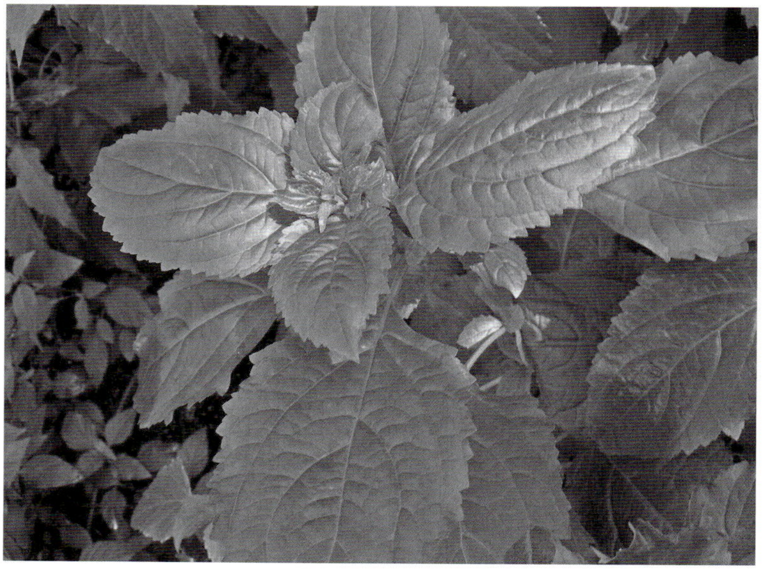

Abb. 7.2
Patchouli.

Hyssopus officinalis	
Lavandula angustifolia	
Melissa officinalis	
Mentha spicata	
Origanum majorana	
Pogostemon cablin	
Rosmarinus officinalis	
Salvia officinalis	
Satureja montana	
Thymus vulgaris	

7.8.2 Nennen Sie drei Duftpflanzen aus der Familie der Lippenblütengewächse, die reich an stark „antibiotisch" wirksamen Phenolen wie Carvacrol, Eugenol und/oder Thymol sind. Notieren Sie außerdem den prozentualen Gehalt des betreffenden Inhaltsstoffs.

Pflanze	Gehalt in %	Inhaltsstoff

7.8.3 **Drei Ölpflanzen aus der Familie der Lippenblütengewächse enthalten die konzentrationsfördernden und schleimlösenden Inhaltsstoffe Bornan-2-on (Campher) und 1,8-Cineol (Eucalyptol) zu je über 10 %.**
Formen Sie aus allen Silben in der richtigen Reihenfolge deutsche Namen für weitere Mitglieder aus dieser Familie. Welches sind ihre Inhaltsstoffe? Ordnen Sie die Namen anhand ihrer Zusammensetzung zu (s. Fachbuch „Aromatherapie für Pflege- und Heilberufe“, Kap. 7).

ba – bei – bei – del –fer – ka – kum –ler – la – li – ma – min – mus –pfe – rin – ros – sal – sal – si – speik – tel – ven – ze

Öle mit über 10 % Bornan-2-on (Campher) und 1,8 Cineol

- ____________________________
- ____________________________
- ____________________________

Öle ganz ohne oder nur mit geringem Anteil an Bornan-2-on (Campher) und 1,8 Cineol

- ____________________________
- ____________________________
- ____________________________

7.8.4 **Ergänzen Sie zu folgenden Mentha-Arten die zwei Hauptinhaltsstoffe.**
Ordnen Sie Ihnen den jeweiligen Gruppennamen zu, und vermerken Sie, ob die jeweilige Minze für empfindliche Schwangere, Babys oder Kleinkinder geeignet ist.

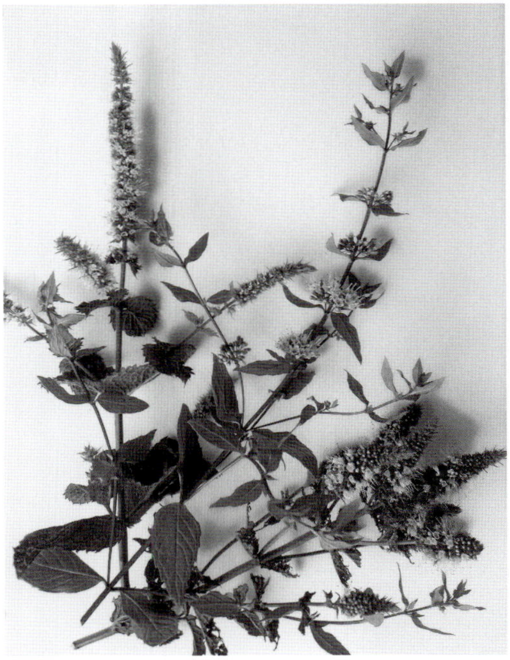

Abb. 7.3
Mentha sp. flos, Minzeblüten.

Mentha-Art	Hauptinhaltsstoff (Gruppe)
Mentha arvensis	
	für Kinder und Schwangere geeignet: ja/nein
Mentha citrata	
	für Kinder und Schwangere geeignet: ja/nein
Mentha piperita	
	für Kinder und Schwangere geeignet: ja/nein
Mentha pulegium	
	für Kinder und Schwangere geeignet: ja/nein
Mentha spicata	
	für Kinder und Schwangere geeignet: ja/nein

7.8.5 Manche Firmen bieten zwei Majoranöle an: „Echten Majoran“ und „Spanischen Majoran“. Da der Duft beider Öle sehr unterschiedlich ist, sind sie olfaktorisch leicht zu unterscheiden. Der wissenschaftliche Name hingegen wird teilweise unkorrekt auf dem Etikett angegeben. Ein Blick in die Inhaltsstoffe würde für Aufklärung sorgen.
Vergleichen Sie die Diagramme beider „Majoranöle“, und entscheiden Sie, welches das bereits für Säuglingsanwendungen geeignete ätherische Öl ist. Begründen Sie Ihre Entscheidung.

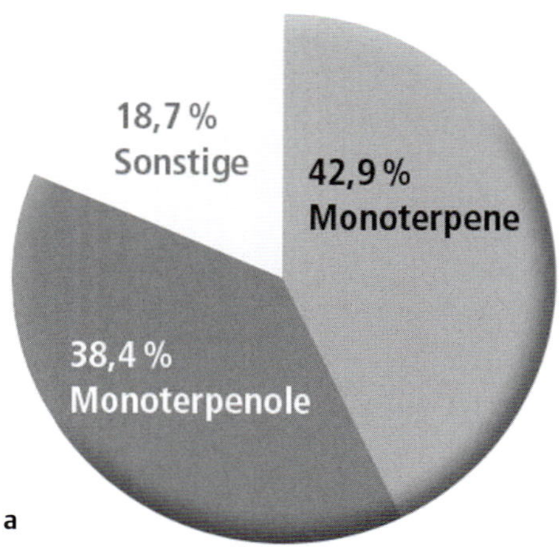

a

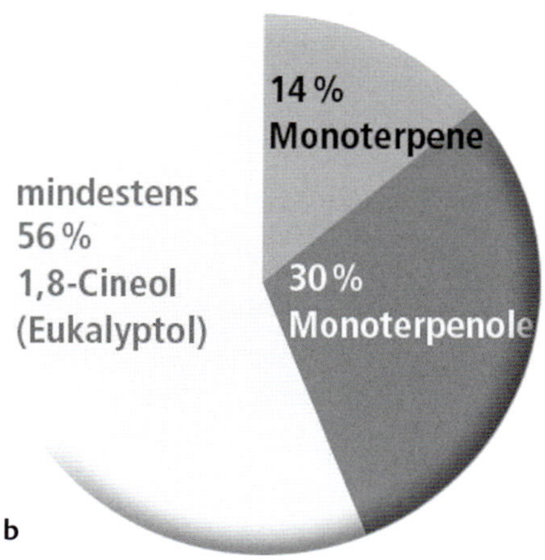

b

Abb. 7.4 Verwechslung Majoran.

7.8.6 **Echtes Melissenöl ist sehr teuer und wird meist mit einem Cymbopogon-Öl verfälscht angeboten. Das ist eine in vielen Ländern legale Praxis, da beide einen ähnlichen Gehalt an Monoterpenaldehyden haben und somit oberflächlich ähnlich duften. Das linke Diagramm zeigt die beiden Leitsubstanzen von Melissa officinalis (Chemotyp Citral, Juni-Ernte): vorwiegend β-Caryophyllen und Geranial.**
Wenn Sie in Betracht ziehen, dass Sesquiterpene – vor allem bei chronischen Erkrankungen – antientzündlich wirken, dazu antiallergisch und auch beruhigend: Welches der beiden dargestellten Öle würden Sie zur schlaffördernd wirksamen Aromatherapiemassage einer von verschiedenen Allergien geplagten Person verwenden? Welches Cymbopogon-Öl ist dargestellt (s. Fachbuch „Aromatherapie für Pflege- und Heilberufe", Kap. 7)?

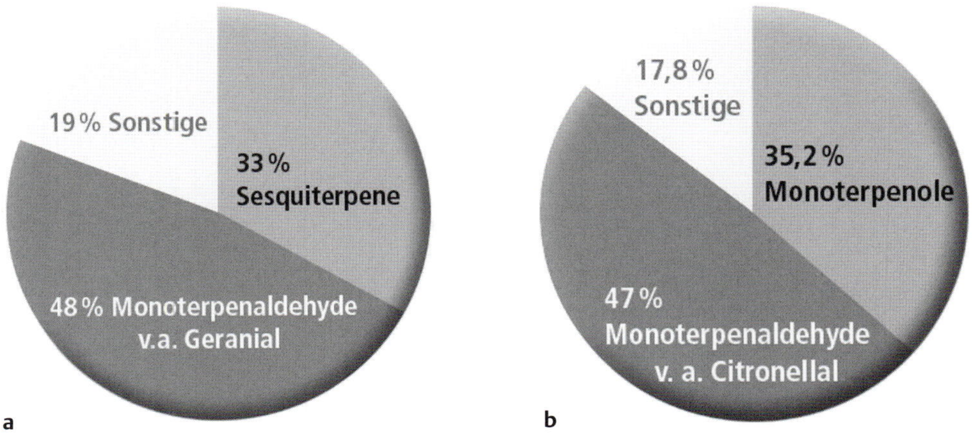

Abb. 7.5 Verfälschung Melissenöl.
a Melissa officinalis (Chemotyp Citral, Juni-Ernte)
b Cymbopogon sp.

Zur Verfälschung von Melissenöl wird häufig ______________ verwendet.
Der deutsche Name lautet: ______________.

7.9 Lauraceae, Lorbeergewächse

7.9.1 **Kreuzworträtsel – Die Pflanzenfamilie der Lauraceae versorgt uns vorwiegend mit „heißen" ätherischen Ölen – meist aus tropischen oder subtropischen Regionen. Viele dieser Öle wirken extrem antiseptisch und durchblutungsfördernd, jedoch auch hautreizend. Gesucht wird der deutsche Name des europäischen Öles, das alle diese Eigenschaften in moderater und gut verträglicher Form vereint.**

1. Die Blätter des aus Malaysia und China stammenden Baumes duften ähnlich wie Lemongrass.
2. Welcher Baum, der nur auf Madagaskar wächst, liefert ein seltenes nach Anis duftendes Rindenöl? Er ist auch bekannt unter dem Namen Ravensara.
3. Diese stark duftende Kopfnote wird häufig in belebenden Einreibungen verwendet.
4. Der würzige Duft dieses stark hautreizenden Öles erinnert an Marzipan.
5. Gesucht wird ein blumig sanft duftendes Holzöl, dessen Gewinnung meist mit einem erheblichen Raubbau verbunden und dessen Verwendung daher ökologisch nicht zu vertreten ist.
6. Welcher Baum wächst in Neu-Guinea, aus dessen Rinde ein extrem schleimlösendes und zugleich hautreizendes – selten erhältliches – Öl gewonnen wird?
7. Wessen Duft erinnert an Eukalyptus, ohne dessen reizende Wirkung? Er kommt nur auf Madagaskar vor.

8. Welches wenig bekannte Holz zeichnet sich durch eine kräftigende Wirkung aus?
9. Schon vor 4000 Jahren galt das gesuchte Gewürz als wichtigstes Handelsgut zwischen dem Fernen Osten und Ägypten.

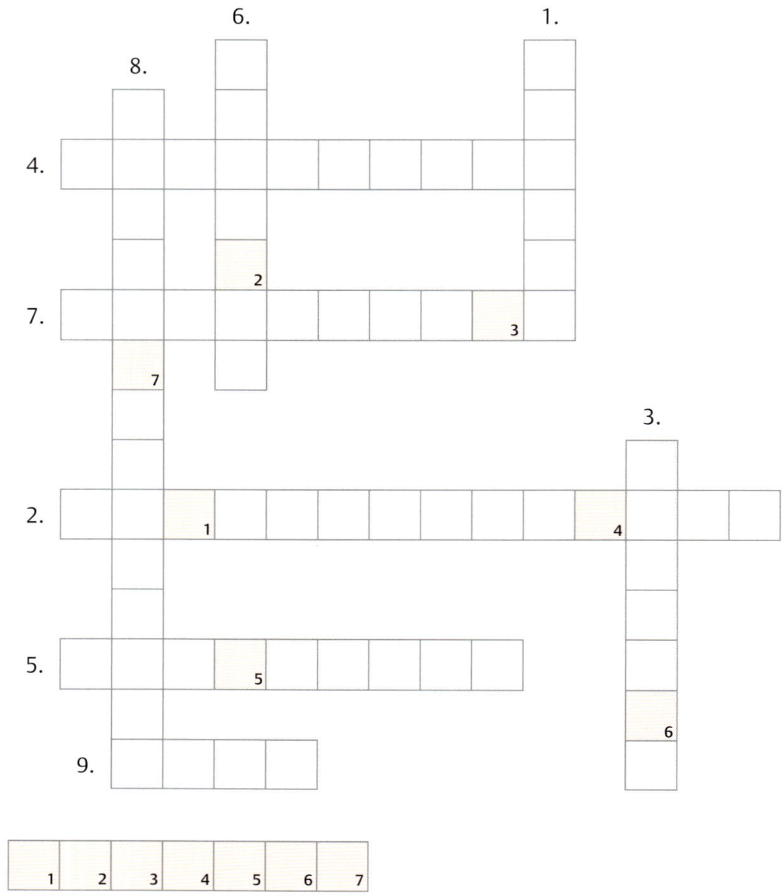

7.10 Myrtaceae, Myrtengewächse

7.10.1 **Aus der Pflanzenfamilie der Myrtengewächse werden zahlreiche Öle gegen Erkältungen gewonnen. Weltweit ist das ätherische Öl von Eucalyptus globulus eines der bekanntesten Mittel gegen Husten und Bronchitis. Daneben gibt es noch ca. 600 weitere Eukalyptusarten, die wenigsten zählen zu den Duftpflanzen.**
Tragen Sie zu den folgenden Eukalyptusölen den Hauptinhaltsstoff mit seinem Gehalt ein (s. Fachbuch „Aromatherapie für Pflege- und Heilberufe“, Kap. 7), und markieren Sie die zwei Arten, deren Öle auch für Kleinkinder geeignet sind.

Eucalyptus ...	Gehalt in %	Inhaltsstoff
dives		
citriodora		
globulus		
polybractea Ct. Cineol		
polybractea Ct. Crypton		
radiata		
smithii		
staigeriana		

7.10.2 **Das ätherische Öl der Namensgeberin der Myrtaceae Myrtus communis ist in unterschiedlichen Chemotypen erhältlich. Einer der Unterschiede in der Zusammensetzung entsteht durch den erheblichen Höhenunterschied, in dem dieser robuste Strauch gedeihen kann: von Meereshöhe rund ums Mittelmeer bis zu den sauerstoffarmen Anhöhen der südamerikanischen Anden.**
Bei den Mittelmeerölen entsteht ein zusätzlicher Unterschied vor allem durch einen anderen Faktor. Kreuzen Sie an.

stark unterschiedlich lange Destillationszeiten	
stark unterschiedliche Temperaturen während der Destillation	
unterschiedliche Reifestadien der Blüten	
stark unterschiedliche Methoden der Düngung	
unterschiedliche Frische- oder Trocknungsstadien der Zweige	
Beimischung von Myrtenfrüchten	

7.10.3 **Einige ätherische Öle aus der Pflanzenfamilie der Myrtengewächse duften ganz anders als eukalyptusartig, eher würzig, exotisch und scharf. Das Öl der Gewürznelke ist der bekannteste Vertreter aus dieser Gruppe, Piment und Bay die weniger gebräuchlichen Mittel. Notieren Sie zunächst den aktuellen und den alten wissenschaftlichen Namen der Gewürznelke und ermitteln Sie – nachdem Sie die falschen Antwortmöglichkeiten gestrichen haben – den stark antiseptisch wirksamen Inhaltsstoff, der für diesen speziellen Duft verantwortlich ist. Kleiner Tipp: Dieser erinnert an den alten Pflanzennamen.**

- aktueller Name: ______________________________
- alter Name: ______________________________
- antiseptisch wirkender Inhaltsstoff:
  - Bisabolol
  - Carvacrol
  - Eugenol
  - Farnesol
  - Geraniol
  - Linalool
  - Thymol

7.10.4 **Die unterschiedlichen im Volksmund genannten Teebaumöle werden oft verwechselt. Welche Aussagen zum ätherischen Öl von Leptospermum scoparium, Manuka, treffen zu, welche nicht? Kreuzen Sie an.**
Beschriften Sie außerdem die Fotos beider „Teebaumöl"-Lieferanten.

	richtig	falsch
Manukaöle variieren stark in der Zusammensetzung, als wirksamster Chemotyp gilt die Bezeichung „East Cape".		
Nur der Chemotyp „West Island" gilt als wirksames Mittel gegen MRSA.		
Manukaöl ist in seiner Zusammensetzung dem Teebaumöl (Melaleuca alternifolia) sehr ähnlich.		
Leptospermum scoparium hat zarte, hellgrüne, nadelartige Blätter; Melaleuca alternifolia hat kleine, dunkelgrüne, ledrig-feste spitz zulaufende Blätter.		
Manukaöl enthält über 60 % an hautfreundlichen Sesquiterpenen, die in Teebaumöl nur in Spuren enthalten sind.		
Stark antibiotisch wirksame Phenole geben diesem Öl zwar Antibiotikumcharakter, dennoch sollte man es nicht auf die Haut aufbringen.		
Hautfreundliche und dennoch antibiotisch wirksame Triketone geben diesem Öl ein besonderes Inhaltsstoffspektrum.		

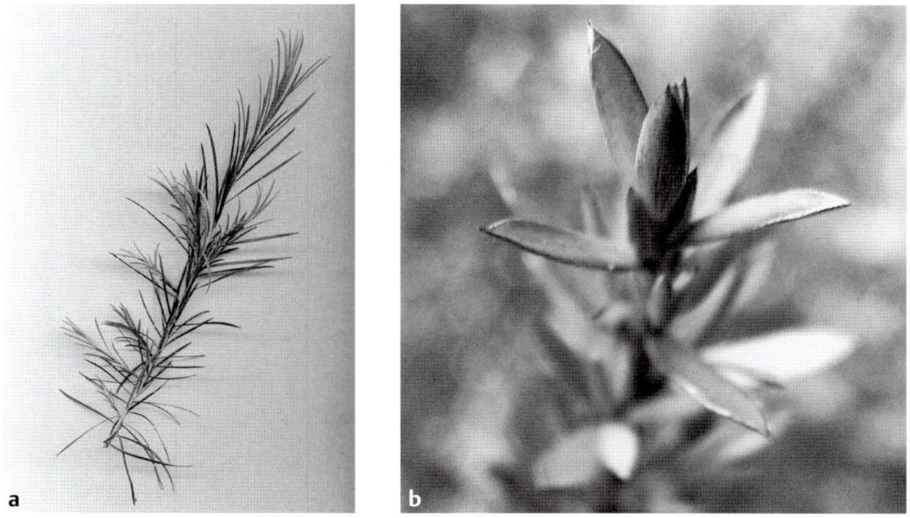

Abb. 7.6 „Teebaumöl"-Pflanzen.

Abb. 7.6 a ________________________________

Abb. 7.6 b ________________________________

7.10.5 Die drei in der Aromatherapie gebräuchlichsten Melaleuca-Öle haben jeweils (mindestens) eine Eigenschaft, die sich jeder merken sollte.
Übersetzen Sie die wissenschaftlichen Namen ins Deutsche, und ordnen Sie mit Pfeilen die Eigenschaften dem jeweiligen Öl zu.

Melaleuca alternifolia,		Öl zur Vorbehandlung und zur Abhärtung der Haut vor Strahlentherapien
Melaleuca leucadendra,		Verwendung auf der Haut bis maximal 6 Monate nach Öffnen der Flasche (kann schnell oxidieren)
Melaleuca viridiflora,		sehr mild, daher gut für Ohrenschmerzen und Infektionen der Atemwege von Kindern

7.11 Pinaceae, Kieferngewächse

7.11.1 Vergleichen Sie je zwei wichtige Inhaltsstoffe von vier ätherischen Ölen der Kieferngewächse, und notieren Sie jeweils dessen Haltbarkeit.

Kieferngewächse	Hauptinhaltsstoffe
Abies alba, Weißtanne	___ % Monoterpene
	___ Monoterpenester
	Haltbarkeit des Öles: ___ Jahre
Cedrus atlantica, Atlaszeder	___ Sesquiterpene
	___ Sesquiterpenole
	Haltbarkeit des Öles: ___ Jahre (und mehr)
Pinus sylvestris, Waldkiefer (Föhre)	___ Monoterpene
	___ Monoterpenester
	Haltbarkeit des Öles: ___ Jahre
Pseudotsuga menziesii, Douglasie	___ Monoterpene
	___ Monoterpenester
	Haltbarkeit des Öles: ___ Jahre

7.11.2 Vervollständigen Sie folgende Sätze zur generellen Wirkung von Nadelölen.

Die Nadelöle weisen durch ihren hohen Anteil an ______ eine lokale kortisonartig schmerzlindernde und entzündungshemmende Wirkung auf. Sie eignen sich wegen ihrer niedrigen Viskosität auch sehr gut für ______.

Das etwas zähflüssigere ätherische Öl der Atlaszeder wirkt stark ______ und ist hervorragend geeignet zur Heilung von ______. Einige Wochen vor der Heuschnupfensaison regelmäßig inhaliert und eingerieben kann es auch zur starken Erleichterung der Symptome von ______ Rhinitis beitragen.

Das Öl der Himalaya-Zeder kann wegen seiner ______ („fettlösenden“) Eigenschaften gute Erfolge bei Massagen gegen ______ vorweisen.

7.12 Piperaceae, Pfeffergewächse

7.12.1 Vervollständigen Sie folgende Sätze zu den unterschiedlichen Pfefferölen.

Der sog. „Rosa Pfeffer“ ist kein echter Pfeffer, da die Pflanze zur Familie der ______ gehört. Das ätherische Öl wird aus den Blättern und „Beeren“ des recht hohen ______ gewonnen.

Die unterschiedlich gefärbten Gewürze des „Echten Pfeffers“ stammen von ______, diese Schlingpflanze gehört zur Familie der ______.

7.13 Rosaceae, Rosengewächse

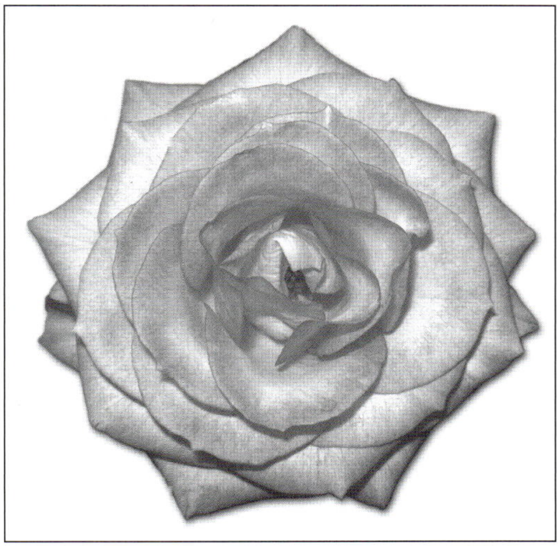

Abb. 7.7
Rosenöl.

7.13.1 Es gibt einen grundsätzlichen therapeutisch relevanten Unterschied zwischen destillierten Rosenölen und solchen, die durch ein flüchtiges Lösungsmittel gewonnen werden (Absolues). Die An- oder Abwesenheit eines Stoffes verursacht auch einen erheblichen Unterschied in der Duftqualität.
Gesucht wird ein lokalanästhetisch und bakteriostatisch wirksamer Stoff, der im Destillat nur in Spuren vorkommt, im Absolue jedoch zwischen 55 und 74 %. Streichen Sie die falschen Begriffe.

- trans-Anethol
- Carvacrol
- Linalool
- Methylchavicol
- Phenylethylalkohol (Phenylethanol)
- Sclareol

7.14 Rutaceae, Rautengewächse – Zitrusöle

7.14.1 Die durch Raspeln oder Pressung der Fruchtschalen gewonnenen Zitrusöle gehören zur Grundausstattung, da sie preiswert, beliebt und gut verträglich sind. Bis auf eine Ausnahme bestehen diese Öle aus 60 bis über 90 % Limonen. Dadurch ist ihre Haltbarkeit für Anwendungen auf der Haut relativ begrenzt.
Tragen Sie die deutschen Namen der gesuchten Öle ein, und notieren Sie den jeweiligen Anteil an Monoterpenen und Estern (s. Fachbuch „Aromatherapie für Pflege- und Heilberufe“, Kap. 7).

wissenschaftlicher Name	deutscher Name	Monoterpengehalt in %	Estergehalt in %
Citrus aurantifolia			
Citrus x aurantium			
Citrus x bergamia			
Citrus limon			
Citrus paradisi			
Citrus reticulata			
Citrus sinensis			

7.14.2 Ester und Furocumarine verleihen einem ätherischen Öl eine weitaus bessere Haltbarkeit als Öle, die weitgehend aus Monoterpenen, insbesondere Limonen, bestehen. Welches Zitrusschalenöl (deutscher Name) weist durch seinen über 30%igen Anteil an stark entkrampfend wirksamem Linalylacetat auch eine mindestens dreimal so lange Haltbarkeit auf (s. Fachbuch „Aromatherapie für Pflege- und Heilberufe“, Kap. 7)?

Das relativ gut haltbare Zitrusschalenöl heißt ________________________.

7.15 Santalaceae, Sandelholzgewächse – Sandelholzöl

7.15.1 Welche Aussagen zum Sandelholz treffen zu, welche nicht? Kreuzen Sie an.

	richtig	falsch
Santalum album, Sandelholz aus dem Südwesten Indiens, ist ein Baum aus der Familie der Rautengewächse, der in der Karibik heimisch ist.		
Amyris balsamifera, „Sandelholz-Westindien“, ist ein Baum aus der Familie der Rautengewächse, der in der Karibik heimisch ist.		
Santalum-album-Bäume sind durch Raubbau und Schmuggel bedroht, Anbau und Ernte werden staatlich kontrolliert und durch das AG-Mark-Siegel zertifiziert.		
Das ätherische Öl von Santalum album ist vor allem in den Blättern des Baumes enthalten.		
Die Leitsubstanz von Santalum album α-Santalol hat eine stark schmerzlindernde Wirkung.		
Das meist ersatzweise angebotene ätherische Öl von Santalum austrocaledonicum, Neukaledonisches Sandelholz, ist leicht toxisch und sollte nicht als Ersatz für Santalum album verwendet werden.		

7.16 Zingiberaceae, Ingwergewächse – Ingweröle

7.16.1 Die knolligen Rhizome der Ingwerpflanze enthalten auf Haut und Schleimhäuten brennende _____________. Diese gehen bei der _____________ verloren, bleiben jedoch bei den von manchen Ölefirmen angebotenen Ölen erhalten, die mithilfe von _____________ aus den Wurzeln extrahiert worden sind.

Das Herstellungsverfahren entscheidet auch über die Verträglichkeit dieses ätherischen Öles:

- Der **Extrakt** reizt _____________ und _____________ und muss darum sorgfältig _____________ werden. Die stark durchblutungsfördernde Wirkung macht das Öl ungeeignet für _____________ und _____________.
- Bei normaler Anwendung des **destillierten** Ingweröles sind _____________ unerwünschten Nebenwirkungen zu erwarten, es ist sehr gut hautverträglich.

7.17 Pioniere der Aromatherapie

7.17.1 **Jetzt haben Sie sich durch viele Zahlen und Fakten bezüglich der Duftpflanzen, ätherischen Öle und ihrer vielfältigen Anwendungen gearbeitet. Wissen Sie, wem wir viel Wissen über diese Arbeit zu verdanken haben?**
Notieren Sie die Namen sowie die Geburts- und Todesjahre der drei Pioniere der Aromatherapie, ohne die wir diese sanfte Therapieform vielleicht gar nicht kennen würden.

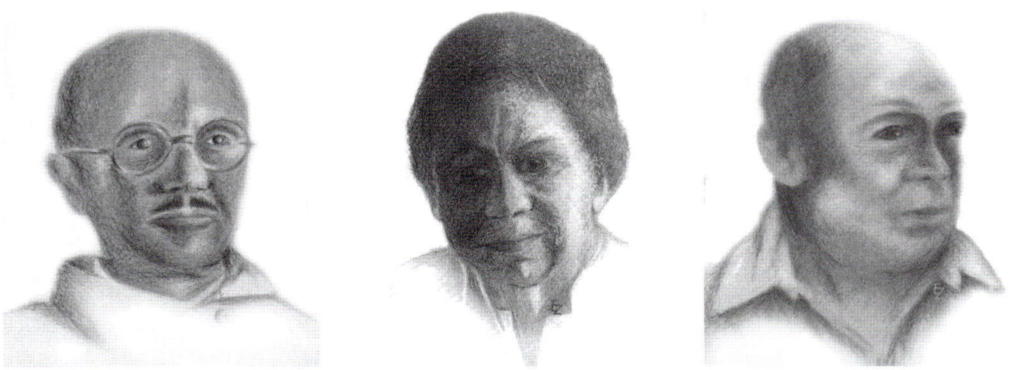

Abb. 7.8 **a** **b** **c**

Abb. 7.8a ____

Abb. 7.8b ____

Abb. 7.8c ____

7.18 Prüfungsfragen

7.18.1 Kreuzworträtsel (inklusive ß und Umlauten wie ä, ö, ü) – Nach unserer gemeinsamen Reise durch die bunte Welt der Düfte folgen einige ausgewählte Fragen aus den Abschlussprüfungen mancher Basiskurse. Die Gesamtlösung ergibt das Motto, weshalb Sie und ich uns mit diesem faszinierenden Thema beschäftigen, und gleichzeitig die Antwort, warum ätherische Öle in Kliniken, Praxen, Heimen und auch zur Selbsthilfe in der Familie eingesetzt werden sollten.

1. Gesucht wird ein frisch duftendes Öl, das laut einer Studie in 10%iger Verdünnung bei Spannungskopfschmerzen genauso wirksam ist wie zwei bekannte Schmerzmittel.
2. Die (nachwachsenden) Blätter welches chinesischen Baumes liefern ein ätherisches Öl, das eine fast identische Zusammensetzung aufweist wie das Öl des Holzes des ökologisch bedrohten Rosenholzbaumes?
3. Dieser hitzeliebende Strauch, der ganze Landstriche rund um das Mittelmeer – vor allem in Portugal – beduftet, liefert ein stark blutstillendes (antihämorraghisches) ätherisches Öl, das sich zur akuten Blutstillung eignet. Gesucht wird der deutsche Name.
4. Bei welcher oft unheilbaren Krankheit können laut diversen Studien ätherische Öle, die d-Limomen enthalten, „bremsend" wirken?
5. Gesucht wird das ätherische Öl der Blätter eines Baumes, der nur in Madagaskar wächst. Es hilft ungewöhnlich gut bei Herpesinfektionen, vor allem bei Lippenbläschen und Gürtelrose.
6. Teebaumöl, Melaleuca alternifolia, wurde bereits mehrfach mit Erfolg auf seine abtötende Wirkung bezüglich einer gefürchteten Gruppen von Bakterien untersucht. Gesucht wird ihre Abkürzung.
7. Unter welchem anderen Namen ist das sog. Aromatogramm, mit dem im Labor die keimtötende Potenz eines ätherischen Öles überprüft werden kann, bei Ärzten bekannt?
8. Das rosig duftende ätherische Öl der Rosengeranie, Pelargonium graveolens, wird vorwiegend aus diesem Pflanzenteil gewonnen.
9. Kaum jemand hält es für möglich, dass das gesuchte ganz schwer erdig-moosig duftende Öl dieser Pflanze aus deren Blättern gewonnen wird.
10. Ein kleiner Baum aus Ostafrika sollte nicht mit einem Mittelmeerstrauch verwechselt werden, obwohl sich beide fast gleich schreiben: Gesucht wird der deutsche Name des äthiopischen entzündungshemmenden Harzes.
11. Von Unruhe bei Demenzen, Hyperaktivität bei Kleinkindern, Schaflosigkeit bei gestressten Arbeitnehmern über Angst vor bevorstehenden Prüfungen: Das alles bringt das recht preiswerte ätherische Öl eines Lippenblütengewächses sehr zuverlässig ins Lot.
12. Nach neueren Erkenntnissen finden Spermien die begehrte Eizelle, indem sie ihren blütenartigen Duft ansteuern. Dies – wie auch das Riechen mit der Nase – erfolgt durch spezielle „Antennen", deren Namen gesucht wird.
13. Fette Pflanzenöle, die sich hervorragend zum Verdünnen von ätherischen Ölen eignen, bestehen aus Verbindungen zwischen einem Molekül Glyzerin und (meist) drei Fettsäuren. Gesucht wird der diese Struktur beschreibende Fachbegriff.
14. In Chile wächst eine Pflanze, deren Samen in kleine rötlich-orangene Früchte eingebettet sind, die ein fettes Öl enthalten, welches durch seinen Gehalt an der sehr seltenen trans-Retinolsäure eine ungewöhnlich positive Wirkung auf Falten und Narben hat. Gesucht wird ihr deutscher Name.

15. Ein stark färbendes Pflanzenöl hat sich als hervorragender Hautschutz vor und nach Bestrahlungen gegen Tumoren bewährt. Aus dem öl- und vitaminhaltigen Fruchtfleisch welcher nordostdeutschen Pflanze wird es gewonnen?
16. Zu welcher Pflanzenfamilie gehört Citronella, deren Öl auch zur Verfälschung von Melissenölen verwendet wird? Gesucht wird der deutsche Name.

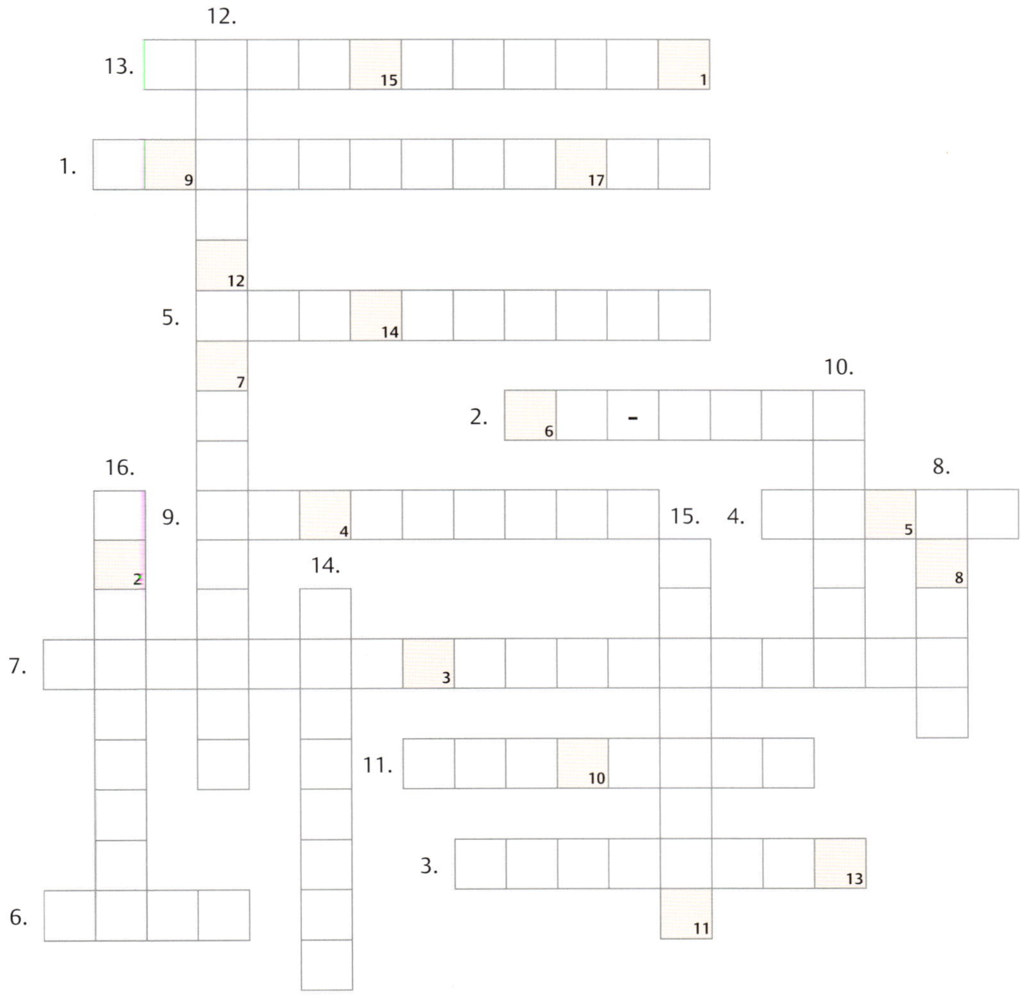

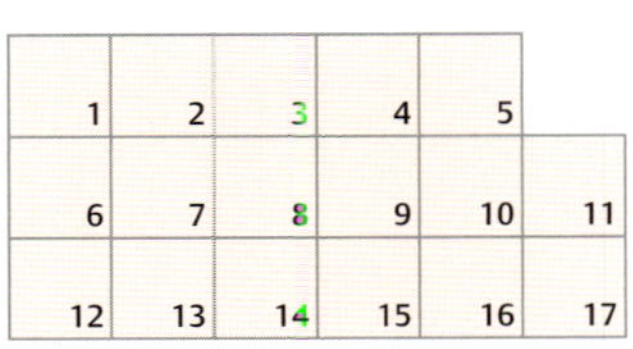

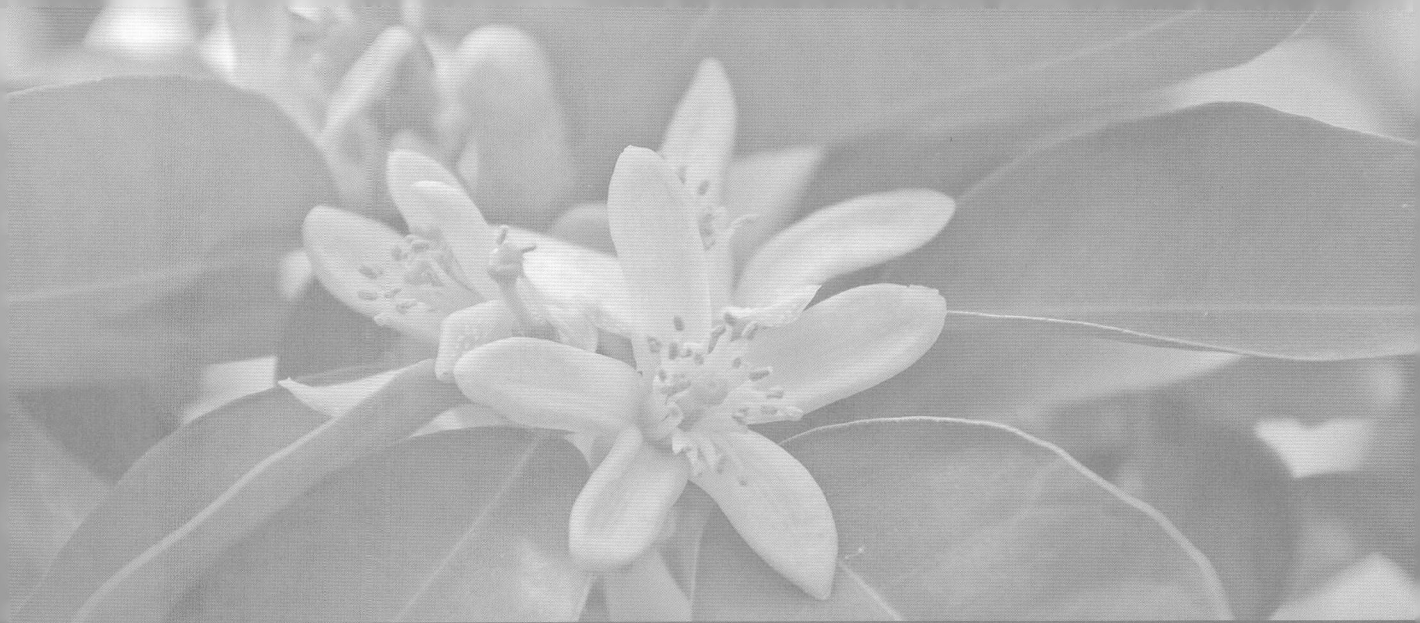

Antworten

1 Herkunft und Herstellung ätherischer Öle

1.1 Botanik

1.1.1 In der Aromatherapie, die ein Teilbereich der **Rationalen Phytotherapie** ist, arbeiten wir ausschließlich mit pflanzlichen Stoffen.
Pflanzen sind lebende Organismen, die über einen Stoffwechsel verfügen. In einem Prozess namens *Photosynthese* bildet die Pflanze Stoffe, die für ihr Überleben notwendig sind: Kohlenhydrate, Eiweiße und Fette. Dieser Prozess heißt auch *Primärstoffwechsel*.
In einem parallel verlaufenden Stoffwechselweg bildet die Pflanze unter anderem ätherische Öle. Dieser Prozess heißt *Sekundärstoffwechsel*.

1.1.2 Biologische Funktionen ätherischer Öle

- *Abwehr von Insektenbefall*
- *Kommunikationsmittel*
- *Anlocken von Insekten zwecks Bestäubung und Befruchtung/Bestäubung*
- *Abwehr von durch Mikroorganismen ausgelösten Krankheiten*
- *Lebensraumsicherung, Verdrängung konkurrierender Arten*
- *Schutzschleier bei übermäßiger UV-Bestrahlung*

1.1.3 Duftpflanzen und ihre Organe

Duftpflanzenorgane	Pflanzenbeispiel
Drüsen, Drüsenhaare und Drüsenschuppen	*Basilikum, Rosengeranie, Rosmarin, Salbei, Thymian*
Ölbehälter	*Bergamotte, Eukalyptus, Gewürznelke, Mandarine, Orange, Teebaum, Zitrone*
Ölgänge und Harzgänge	*Anis, Atlaszeder, Fenchel, Fichte, Kiefer, Kümmel, Myrrhe, Tanne, Weihrauch*
Ölzellen und Harzzellen	*Kardamom, Gelbwurz, Ingwerwurzel, Lorbeer, Muskatnuss, Pfeffer, Zimtblätter*

1.1.4 Gewinnung ätherischer Öle

Pflanzenteile	Ätherisches Öl
Blätter (mit Zweigen)	*Bay, Cajeput, Cassiazimt, Cistrose, Eukalyptus, Geranie, Gewürznelke, Ho-Baum, Kanuka, Lorbeer, Manuka, Myrte, Niaouli, Patchouli, Petit Grain, Ravintsara, Rhododendron, Teebaum, Veilchen, Ysop, Zimt, Zypresse*
Blüten oder Knospen	*Cassis, Champaca, Frangipani, Ginster, Hyazinthe, Jasmin, Kamille, Lavendel, Mimose, Narzisse, Neroli, Osmanthus, Rose, Tagetes, Tuberose, Ylang Ylang*

Pflanzenteile	Ätherisches Öl
Früchte	*Früchte (Beeren): Muskatnuss, Pfeffer, Schinus (Roter Pfeffer), Tonka, Wacholder* *Früchte (Samen): Anis, Fenchel, Kardamom, Karottensamen, Koriander, Kreuzkümmel, Kümmel*
Fruchtschalen	*Bergamotte, Clementine, Grapefruit, Limette, Mandarine, Orange, Zitrone*
Holz oder Rinde	*Holz: Amyris, Kiefer, Linaloe, Oud, Rosenholz, Sandelholz, Tanne, Zeder* *Rinde: Zimt*
Nadeln (mit Zweigen)	*Fichte, Kiefer, Lärche, Tanne, Wacholder*
Wurzeln oder Rhizome	*Wurzeln: Angelika, Baldrian, Galbanum, Liebstöckel, Narde, Vetiver* *Rhizome: Alant, Galgant, Gelbwurz, Ingwer, Iris*

1.1.5

Duftpflanze	mögliche verwendete Pflanzenteile	daraus gewonnenes Öl
Cedrus atlantica	*Holz*	*Atlaszederöl (Holz))*
	Zweige mit Nadeln	*Atlaszederöl (Nadeln)*
	Zweige	*nicht im Handel*
Cinnamomum zeylanicum (Cinnamomum verum)	*Rinde*	*Zimtrindenöl*
	Blätter/Zweige	*Zimtblätteröl*
	Wurzel	*Zimtwurzelöl*
Citrus x aurantium	*Fruchtschale*	*Orange(nschalenöl)*
	Blüte	*Neroliöl*
	Blätter/Zweige	*Petit Grainöl*
Pinus sylvestris	*Zweige mit Nadeln*	*Kiefernnadelöl*
	Harz	*Terpentinöl (Kiefernharzöl)*

1.1.6 Chemotypen

Erhebliche Unterschiede in den Anteilen mancher Inhaltsstoffe ergeben sich durch unterschiedliche *Standorte* von botanisch identischen Pflanzenarten, also mit gleichen Gattungs- und Artennamen. Es kann sich um Unterschiede in der geografischen *Höhe* der dort wachsenden Pflanze, aber auch um Faktoren des sie beeinflussenden *Klimas* und *Bodens* handeln. Dies sind Chemotypen im **engeren** Sinn.

1.1.7

- Myrtus communis Ct. *1,8-Cineol (Eucalyptol)*
- Myrtus communis Ct. *Myrtenylacetat*
- Rosmarinus officinalis Ct. *2-Bornan-on (Campher)*
- Rosmarinus officinalis Ct. *1,8-Cineol (Eucalyptol)*
- Rosmarinus officinalis Ct. *Verbenon/Bornylacetat*
- Thymus vulgaris Ct. *Geraniol*/-Ct. *Linalool* und *Ct. Thujanol* (Alkohol-Chemotypen)
- Thymus vulgaris Ct. *Carvacrol* und *Ct. Thymol* (Phenol-Chemotypen)

1.1.8

vollständiger Pflanzenname	**Leitsubstanz**
Eucalyptus *citriodora*	*Citronellal*
Eucalyptus *globulus*	*1,8-Cineol (Eucalyptol)*
Eucalyptus *radiata*	*1,8-Cineol (Eucalyptol)*
Eucalyptus *smithii*	*1,8-Cineol (Eucalyptol)*
Eucalyptus *staigeriana*	*Limonen*
Lavandula *angustifolia/officinalis*	*Linalylacetat*
Lavandula *x intermedia Super (L. hybrida)*	*Linalylacetat*
Lavandula *latifolia/spica*	*Linalool*
Lavandula *stoechas*	*Fenchon*
Mentha *arvensis*	*Menthol*
Mentha *citrata*	*Linalylacetat*
Mentha *piperita*	*Menthol*
Mentha *pulegium*	*Pulegon*
Mentha *spicata*	*Carvon*

1.1.9

Ölpflanzen	**Pflanzenfamilie**	**wissenschaftlicher Name**
Amyris	*5 Rutaceae, Rautengewächse*	*Amyris balsamifera*
Bohnenkraut	*2 Lamiaceae, Lippenblütengewächse*	*Satureja montana/hortensis*
Eukalyptus	*3 Myrtaceae, Myrtengewächse*	*Eucalyptus globulus*
Gewürznelke	*3 Myrtaceae, Myrtengewächse*	*Syzygium aromaticum*
Grapefruit	*5 Rutaceae, Rautengewächse*	*Citrus paradisi*
Immortelle	*1 Asteraceae, Korbblütengewächse*	*Helichrysum italicum*
Kamille deutsch/blau	*1 Asteraceae, Korbblütengewächse*	*Matricaria chamomilla/recutita*
Echter Lavendel	*2 Lamiaceae, Lippenblütengewächse*	*Lavandula angustifolia*
Mandel	*4 Rosaceae, Rosengewächse*	*Prunus amygdalus*
Manuka	*3 Myrtaceae, Myrtengewächse*	*Leptospermum scoparium*
Melisse	*2 Lamiaceae, Lippenblütengewächse*	*Melissa officinalis*
Muskatellersalbei	*2 Lamiaceae, Lippenblütengewächse*	*Salvia sclarea*
Patchouli	*2 Lamiaceae, Lippenblütengewächse*	*Pogostemon cablin/patchouli*
Pfefferminze	*2 Lamiaceae, Lippenblütengewächse*	*Mentha piperita*
Ringelblume	*1 Asteraceae, Korbblütengewächse*	*Calendula officinalis*
Rosmarin	*2 Lamiaceae, Lippenblütengewächse*	*Rosmarinus officinalis*
Teebaum	*3 Myrtaceae, Myrtengewächse*	*Melaleuca alternifolia*
Thymian	*2 Lamiaceae, Lippenblütengewächse*	*Thymus vulgaris*
Zitrone	*5 Rutaceae, Rautengewächse*	*Citrus limon*

1.2 Anbauverfahren

1.2.1 Gründe für den Verzicht auf Insektizide

- *Insektizide sind gesundheitsschädlich für Nützlinge, Haus- und Nutztiere und für die Landwirte.*
- *Insektizide greifen in den Stoffwechsel der Pflanzen ein.*
- *Insektizide können zum vermehrten Auftreten von Allergien führen.*
- *Insektizide sind eine Gefahr für die davon konsumierenden Menschen.*

1.3 Herstellungsverfahren

1.3.1 Duftstoffe und Herstellungsverfahren

Absolue		Wasserdampfdestillation
CO_2-Extrakt		Extraktion mit Hexan
ätherisches Öl		Extraktion mit Alkohol
Resinoid		Extraktion mit Kohlendioxid

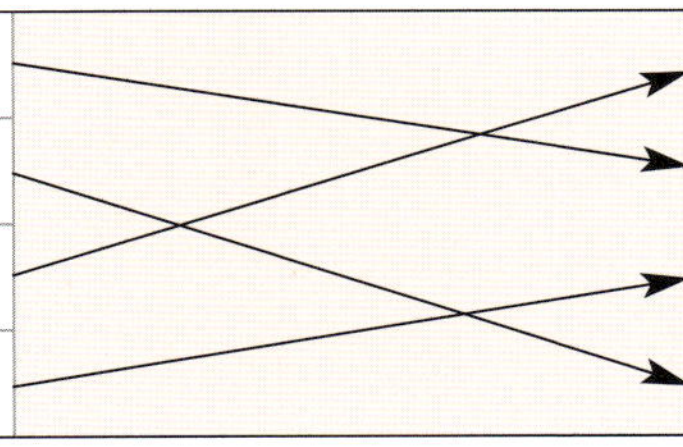

1.3.2 Destillation

Grundsätzlich werden bei der Herstellung von ätherischen Ölen zwei Arten der Destillation unterschieden: die *Wasserdampfdestillation* und die *Wasserdestillation*. Bei der Hitzeeinwirkung während der Destillation können wichtige Inhaltsstoffe *zerstört* werden. Jedoch entstehen bestimmte Inhaltsstoffe erst durch dieses Verfahren, beispielsweise *Chamazulen* aus Matrizin. Bei der Destillation wird Wasser *verdampft*, dieser Dampf reißt die Duftmoleküle mit sich und wird anschließend wieder *kondensiert*. Man erhält so nicht nur ätherische Öle, sondern auch *Hydrolate*.

1.3.3

teuerste ätherische Öle	Preis in €/ml	preiswerteste ätherische Öle	Preis in €/ml
Rose	*35,00–59,00*	*Orange*	*0,80*
Melisse	*27,00*	*Zitrone (konventionell)*	*0,80*
Jasmin	*24,00*	*Citronella*	*1,00*
Neroli	*28,00*	*Lemongrass*	*1,00*
Kamille deutsch/blau	*17,00*	*Kümmel*	*1,00*

1.3.4 Herstellungsverfahren natürlicher Duftstoffe

- Duftstoffe, die aus Harzen durch Extraktion mit flüchtigen Lösungsmitteln gewonnen werden, sind *Resinoide*.
- Duftstoffe, die aus Blüten durch Extraktion mit flüchtigen Lösungsmitteln gewonnen werden, sind *Absolues*.
- Duftstoffe, die aus Blüten durch Extraktion mit tierischen Fetten als Lösungsmitteln gewonnen werden (nicht mehr praktiziertes Verfahren), sind *Extrakte (durch Enfleurage gewonnen)*.
- Duftstoffe, die durch Destillation und anschließendes Auffangen in bereitgestelltes Sandelholzöl erfolgen, sind *Attars*.

1.3.5 Duftstoffe für Absolues

wissenschaftlicher Name	**deutscher Name**
Acacia dealbata	*Mimose*
Dipteryx odorata	*Tonka(bohne)*
Hyazinthus orientalis	*Hyazinthe*
Jasminum grandiflorum	*Jasmin*
Michelia champaca	*Champaca*
Polianthes tuberosa	*Tuberose*
Spartium junceum	*Ginster*

1.4 Qualitätsprüfung

1.4.1 Qualitative Eigenschaften

	richtig	**falsch**
Der molekulare Aufbau preiswerter naturidentischer ätherischer Öle entspricht nicht dem ihres natürlichen Vorbilds.	*X*	
Naturidentische ätherische Öle sind zu 100 % identisch mit ihrem natürlichen Vorbild. *Richtig: Naturidentische Öle bestehen aus wenigen duftbestimmenden Inhaltsstoffen, begleitende, in geringeren Anteilen enthaltene Stoffe werden nicht berücksichtigt.*		*X*
Synthetische ätherische Öle sind nicht von ihren natürlichen Vorbildern zu unterscheiden. *Richtig: Aus oben genannten Gründen sind sie gut zu unterscheiden.*		*X*
Naturdüfte wie Pfirsich-, Himbeer- und Maiglöckchenduft werden per Lösungsmittelextraktion aus den jeweiligen Pflanzen gewonnen. *Richtig: Diese Düfte gibt es auf dem Endverbrauchermarkt so gut wie nie in natürlicher Form zu kaufen, äußerst selten sind alkoholische Extrakte erhältlich.*		*X*
Naturidentische ätherische Öle enthalten mindestens 2 % chlorierte Molekülverbindungen.	*X*	

1.4.2

Methoden zur Qualitätsprüfung	Prüfungskriterien
sensorische Prüfung	*Duft*
	Farbe
	Geschmack
	Konsistenz des Öles
chemische Prüfung	*Gaschromatografie*
	Enantiomeren-Messung
	Massenspektrometrie
physikalische Prüfung	*Lichtbrechungsindex (Refraktionsindex)*
	Löslichkeit in Ethylalkohol (Weingeist)
	optische Drehung (Polarisation)
	spezifisches Gewicht (Dichte)

1.5 Haltbarkeit

1.5.1 Haltbarkeit von ätherischen Ölen aus den Schalen von Zitrusfrüchten

Hauptsächlich ist die kurze Haltbarkeit dieser Öle auf ihren hohen Anteil an Monoterpenen (v. a. Limonen) zurückzuführen, die wie ebenfalls enthaltene Spuren von Wachsen leicht oxidieren – das Öl beginnt unangenehm zu riechen (ähnlich leicht verschimmelter Orangen).
Außerdem können sich die Aldehyde in Säuren umwandeln, sodass das Öl die Haut reizen kann.

1.5.2

	richtig	falsch
Zitrusöle dürfen zeitlich unbegrenzt zur topischen Anwendung auf der Haut eingesetzt werden. *Richtig: Zitrusöle oxidieren schnell und können wenige Monate nach Öffnen der Flasche empfindliche Haut reizen.*		*X*
Je schwerer ein Duft ist, desto länger ist seine Haltbarkeit.	*X*	
Teebaumöl ist bei unsachgemäßer Lagerung ungewöhnlich anfällig für den Angriff von Licht und Luft.	*X*	
Therapeutische Ölmischungen sollten nicht auf Vorrat hergestellt werden.	*X*	
Angebrochene Flaschen mit Zitrusölen halten bei optimaler Lagerung maximal 1,5 Jahre.	*X*	
Mischungen von ätherischen mit fetten Ölen sind besonders kurz haltbar. *Richtig: Die meisten ätherischen Öle verhindern wegen ihrer antioxidativen Wirkung das schnelle Ranzigwerden von fetten Ölen, diese wiederum können empfindliche Öle stabilisieren.*		*X*

2 Biochemie der Inhaltsstoffe

2.1 Organische Chemie

2.1.1 Molekülbausteine

- Ein Kohlenstoffatom hat *4* Bindungsmöglichkeiten. Die Abkürzung lautet C.
- Ein Wasserstoffatom hat *1* Bindungsmöglichkeit. Die Abkürzung lautet H.
- Ein Sauerstoffatom hat *2* Bindungsmöglichkeiten. Die Abkürzung lautet O.

2.1.2 Homologe Reihe der Alkane

Moleküle der homologen Reihe	Bestandteile	Name
a 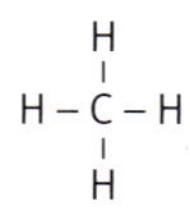	*1* C-Atom und *4* H-Atome	*Methan*
b 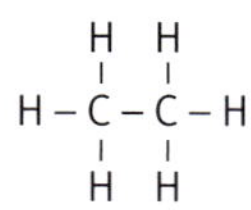	*2* C-Atome und *6* H-Atome	*Ethan*
c 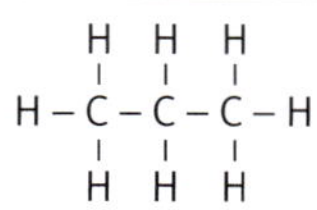	*3* C-Atome und *8* H-Atome	*Propan*
d 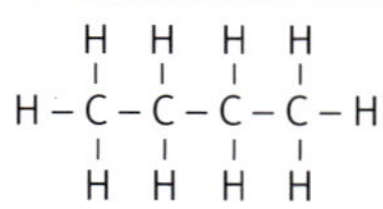	*4* C-Atome und *10* H-Atome	*Butan*
e 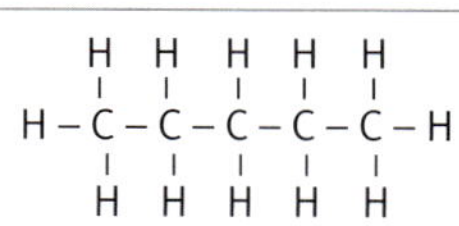	*5* C-Atome und *12* H-Atome	*Pentan*

2.2 Terpene und Terpenoide

2.2.1 Vorkommen Monoterpene

- *Zitrusöle: Bergamotte, Clementine, Grapefruit, Limette, Mandarine, Orange, Zitrone*
- *Nadelöle: Fichte, Kiefer, Lärche, Tanne, Douglasie*

2.2.2 Wirkung Monoterpene

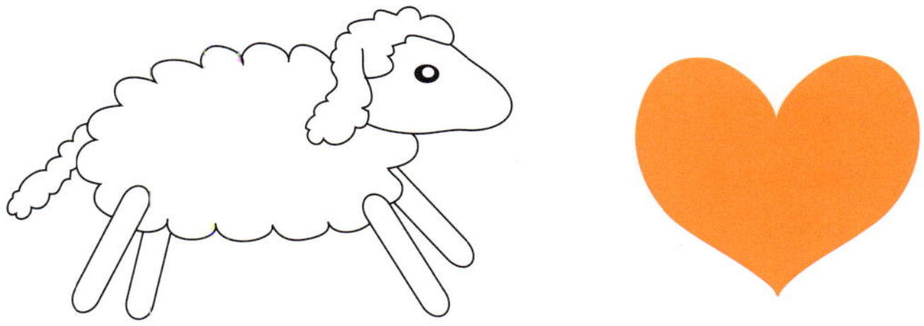

S C H ~~A~~ ~~F~~ M ~~H~~ E R Z lindernd

2.2.3

- **Monoterpene** bestehen aus *10* C-Atomen.
- **Sesquiterpene** bestehen aus *15* C-Atomen.

2.2.4 Wirkungen Sesquiterpene

- *beruhigend (sedativ)*
- *immunmodulatorisch*
- *antiinflammatorisch (entzündungshemmend)*
- *hilfreich bei entzündlichen und histaminbedingten Allergien*

2.2.5 Monoterpenole

E	L	*M*	*E*	*N*	*T*	*H*	*O*	*L*	E	A	P	I	O	L	E	N	I	T
L	I	N	A	*N*	*E*	*R*	*O*	*L*	U	E	U	D	E	S	M	O	L	H
Y	A	S	A	F	R	O	L	E	*G*	*E*	*R*	*A*	*N*	*I*	*O*	*L*	M	Y
S	E	A	L	S	P	O	L	C	E	D	R	O	L	A	T	A	S	M
E	R	R	A	*C*	*I*	*T*	*R*	*O*	*N*	*E*	*L*	*L*	*O*	*L*	A	M	E	O
A	P	E	C	I	N	E	O	L	O	B	I	S	A	B	O	L	O	L
S	C	L	A	R	E	O	L	E	L	C	A	R	V	A	C	R	O	L
S	A	L	V	I	O	L	I	N	D	O	L	E	L	E	M	O	L	A
E	R	K	A	S	*L*	*I*	*N*	*A*	*L*	*O*	*O*	*L*	E	R	A	M	E	T

2.2.6

	richtig	falsch
Monoterpenole in ätherischen Ölen wirken antiinfektiös.	*X*	
Monoterpenole in ätherischen Ölen wirken stark hautreizend. *Richtig: Monoterpenole sind sehr hautverträgliche Stoffe.*		*X*
Monoterpenole in ätherischen Ölen haben eine stimmungsaufhellende Wirkung.	*X*	
Menthol ist ein Monoterpenol und nicht für Kleinkinder geeignet.	*X*	
Thymol ist ein Monoterpenol und für Kleinkinder besonders gut geeignet. *Richtig: Thymol ist ein (Monoterpen-)Phenol und kann selbst für robuste Haut stark reizend wirken.*		*X*

2.2.7 Monoterpenaldehyde

Verdünnungsgrad	Wirkung
wenig verdünnt	*hautreizend*
	hyperaktivierend
stark verdünnt	*antiinflammatorisch (entzündungshemmend)*
	sedativ (beruhigend)

2.2.8 Monoterpenketone

Gut verträgliche Monoterpenketone

wissenschaftlicher Name	deutscher Name	Gehalt Monoterpenketone
Carum carvi	*Kümmel*	*45–80% d-Carvon**
Foeniculum vulgare	*Fenchel*	*0,3–14% Fenchon**
Jasminum grandiflorum	*Jasmin*	*bis 5,2% Jasmon**
Lavandula latifolia (spica)	*Speiklavendel*	*16% Bornan-2-on (Campher)*
Mentha piperita	*Pfefferminze*	*17,7% Menthon*
Mentha spicata	*Spearmint/Krause Minze*	*55–65% Carvon**
Rosmarinus officinalis Ct. Bornan-2-on	*Rosmarin Ct. Bornan-2-on*	*15,2–27% 2-Bornan-on*
Rosmarinus officinalis Ct. Verbenon	*Rosmarin Ct. Verbenon*	*1,1–6,2% Verbenon*
* Diese Monoterpenketone gelten bei normaler Dosierung als völlig ungefährlich.		

Positive Wirkungen

- *epithelisierend (zellbildend/-regenerierend)*
- *sympathikoton (aktivierend, gedächtnisstärkend)*
- *immunmodulierend*
- *choleretisch und cholagog (verdauungsfördernd)*

Potenziell gefährliche Monoterpenketone

wissenschaftlicher Name	deutscher Name	Gehalt Monoterpenketone
Artemisia absinthum*	*Wermut*	*35–71% Thujon*
Artemisia vulgaris*	*Beifuß*	*bis 35% Thujon*
Hyssopus officinalis	*Ysop*	*25–32,6% Isopinocamphon, 12–58% Pinocamphon*
Lavandula stoechas	*Schopflavendel*	*45–50% Fenchon*
Mentha pulegium	*Flohminze, Poleiminze*	*55–95% Pulegon*
Salvia officinalis	*Salbei*	*28,61% α-Thujon, 4,91% β-Thujon*
Tanacetum vulgare*	*Rainfarn*	*66–81% Thujon*
Thuja occidentalis*	*Thuja, Lebensbaum*	*31–65% α-Thujon, 8–15% β-Thujon*
In Frankreich sind Öle, deren Hauptbestandteil Pinocamphon oder Thujon ist, verschreibungspflichtig und somit nur über Apotheken erhältlich. * Diese Öle dürfen nur in Ausnahmefällen von sehr gut geschulten Experten eingesetzt werden.		

Potenziell negative Wirkungen (bei unsachgemäßer Anwendung)

- *neurotoxisch*
- *abortiv*
- *epileptisierend (krampfauslösend)*

2.2.9 Toxische Monoterpenketone mit über 20%igem Anteil in ätherischen Ölen

- ~~Aceton~~
- ~~α-Atlanton~~
- ~~Artemisiaketon~~
- ~~Asaron~~
- ~~2-Bornan-on~~
- ~~Iron~~
- ~~Isomenthon~~
- *Isopinocamphon*
- ~~Jasmon~~
- ~~Krypton~~
- ~~l-Carvon~~
- ~~Menthon~~
- *Pinocamphon*
- ~~Piperiton~~
- *Pulegon*
- ~~Tageton~~
- *α-Thujon*
- ~~Valeranon~~

2.2.10 Sesquiterpenketone

Wurzel- und Rhizomöle	Holzöle
Iris germanica/pallida (Iris)	*Cedrus atlantica (Atlaszeder)*
Nardostachys jatamansi (Narde)	*Cedrus deodara (Himalayazeder)*
Valeriana officinalis (Baldrian)	
Vetiveria zizanioides (Vetiver)	

2.2.11 Monoterpenester

organische Säure + *Alkohol* = Ester + Wasser

2.2.12 1,8-Cineol-Gehalt über 40 %

wissenschaftlicher Name	deutscher/gebräuchlicher Name
Cinnamomum camphora Ct. 1,8-Cineol	*Ravintsara*
Elettaria cardamomum	*Kardamom*
Eucalyptus globulus	*Eukalyptus*
Eucalyptus radiata	*Eukalyptus*
Eucalyptus smithii	*Eukalyptus*
Hyssopus officinalis var. decumbens	*Kriechender Ysop*
Melaleuca leucadendra	*Cajeput*
Melaleuca viridiflora	*Niaouli (Niauli)*
Myrtus communis Ct. Cineol	*Myrte*
Rosmarinus officinalis Ct. Cineol	*Rosmarin Ct. Cineol*
Thymus mastichina	*Thymian Ct. Cineol, „Spanischer Majoran“*

2.3 Phenole und Phenylpropanderivate

2.3.1
- nützliche Wirkung: *stark antiinfektiös*
- unerwünschte Nebenwirkung: *hautreizend*

2.3.2 Ätherische Öle, die reich an Phenolen sind, riechen meist scharf krautig oder *gewürznelkenartig*. Diese Moleküle wirken ähnlich *antiinfektiös/antiseptisch* wie Monoterpenalkohole, jedoch wesentlich *intensiver*. Sie haben ferner eine regulierende Wirkung auf das *Immunsystem* und können den Blutdruck *steigern*.
Öle, die reich an Phenolen sind, sind nicht für *Kinder* und *Schwangere* geeignet.

2.3.3 Phenolreiche ätherische Öle

- *Ocimum sanctum, Tulsi/Heiliges Basilikum*
- *Origanum vulgare, Oregano*
- *Pimenta racemosa, Bay/Westindischer Lorbeer*
- *Satureja montana/-hortensis, Bohnenkraut*
- *Syzygium aromaticum, Gewürznelke*
- *Thymus vulgaris Ct. Thymol/-Ct. Carvacrol, Thymian*

2.3.4 Phenylpropane

Phenylpropane bestehen aus einem Benzenring (Phenylring) und mindestens einem *Propan(molekül)*.

2.3.5 Die wenigen in größeren Anteilen in ätherischen Ölen vorkommenden Phenylpropane sind:
- Phenylether wie Methylchavicol im ätherischen Öl von *Basilikum (Ocimum basilicum)* und *Estragon (Artemisia dracunculus)* sowie
- aromatische Aldehyde („Phenylaldehyde“) wie Zimtaldehyd im ätherischen Öl von *Zimtrinde (Cinnamomum verum/-zeylanicum)* und Vanillin im alkoholischen Extrakt von *Benzoe (Styrax tonkinensis)*.

2.3.6 Furocumarine

Furocumarine sind Inhaltsstoffe, die nur in Spuren in ätherischen Ölen vorkommen: vorwiegend in ätherischen Ölen, welche aus *Zitrusschalen* gepresst oder geraspelt werden. Bei der Wasserdampfdestillation von ätherischen Ölen werden sie erst gegen Ende der *Destillationszeit* gewonnen.
Unverdünnte Öle, die einen relativ hohen Anteil an Furocumarinen enthalten, dürfen nicht auf die Haut aufgetragen werden, wenn diese anschließend *UV-Licht/Strahlen* ausgesetzt wird.
Bei empfindlichen Hauttypen können sonst folgende Beschwerden auftreten:
- *Blasen*
- *Dermatitis solaris 1. und 2. Grades*
- *Schwellungen*

2.3.7 Vermeiden einer UV-Licht-Exposition nach Verwendung

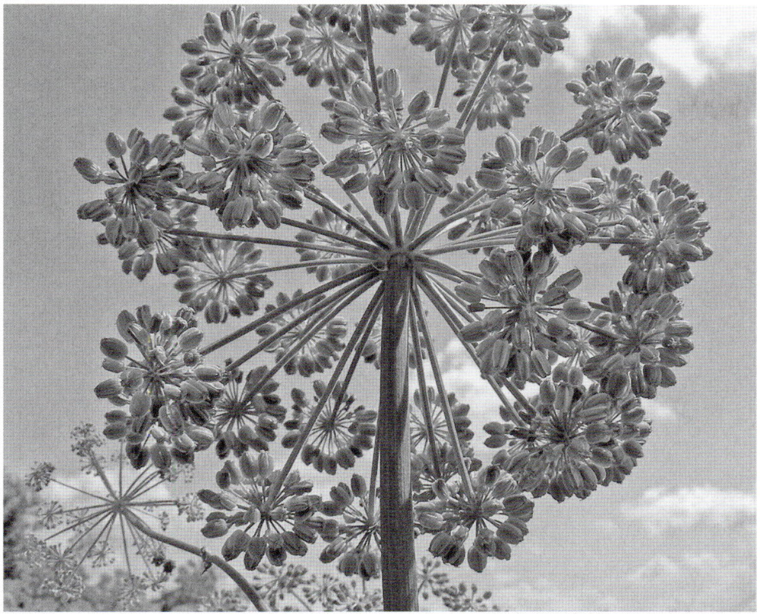

Abb. 2.2 Angelica archangelica, Angelika.

- *Angelica archangelica, Angelikawurzel*
  (Angelikasamenöl hat nicht diese unerwünschte Nebenwirkung!)
- *Citrus x bergamia, Bergamotte*
- *Citrus aurantifolia, Limette*
- *Cuminum cyminum, Kreuzkümmel*

2.4 Übersicht Inhaltsstoffe

2.4.1

- Circa 90 % der Inhaltsstoffe von ätherischen Ölen sind *Terpene*.
- Geraniol ist ein *Monoterpenol*, Thymol ist ein *Phenol*.
- Ester sind relativ instabile Verbindungen aus *Säure* und *Alkohol*.
- Monoterpenaldehyde wirken in starker Verdünnung *entzündungshemmend* und *sedativ*.
- Monoterpenketone in ätherischen Ölen wirken in starker Verdünnung *neurotonisch*, jedoch unverdünnt oder innerlich eingenommen können einige von ihnen auch *neurotoxisch* wirken.
- Öle, die reich an Phenylethern sind, wirken ähnlich stark *spasmolytisch* wie Öle mit Estern.
- Das bekannteste Oxid in ätherischen Ölen heißt *1,8-Cineol*.
- Monoterpenalkohole bestehen aus einem Monoterpen und einer *OH-Gruppe*.

2.4.2

deutscher Name	wissenschaftl. Name	Hauptinhaltsstoff	Anteil	Stoffgruppe
Kamille deutsch/blau	*Matricaria chamomilla/recutita*	*cis-β-Farnesen*	*22,9%*	*Sesquiterpen*
Kamille römisch	*Anthemis nobilis (Chamaemelum nobile)*	*i-Butylangelat*	*38,8%*	*Ester*
Myrte Ct. Cineol	*Myrtus communis*	*1,8-Cineol*	*43,7%*	*Oxid*
Myrte Ct. Myrtenylacetat	*Myrtus communis*	*Limonen*	*27,6%*	*Monoterpen*
Pfefferminze	*Mentha piperita*	*l-Menthol*	*45,25%*	*Monoterpenol*
Spearmint/ Krause Minze	*Mentha spicata*	*Carvon*	*55–65%*	*Monoterpen-keton*
Salbei	*Salvia officinalis*	*α-Thujon*	*28,61%*	*Monoterpen-keton*
Muskatellersalbei	*Salvia sclarea*	*Linalylacetat*	*74%*	*Ester*
Thymian Ct. Linalool	*Thymus vulgaris*	*Linalool*	*74,8%*	*Monoterpenol*
Thymian Ct. Thymol	*Thymus vulgaris*	*Thymol*	*36%*	*Phenol*
Zeder (Atlas)	*Cedrus atlantica*	*β-Himachalen*	*42%*	*Sesquiterpen*
Zeder (Virginia/rot)	*Juniperus virginiana*	*Cedrol*	*21,5–36,5%*	*Sesquiterpenol*

2.4.3

Inhaltsstoff	Inhaltsstoffgruppe	ätherische Öle
2-Bornan-on	*6 Monoterpenketon*	*Achillea millefolium, Schafgarbe; Cinnamomum camphora, Campher; Lavandula latifolia/-stoechas, Lavendel/Schopflavendel; Rosmarinus officinalis, Rosmarin; Salvia lavandulifolia/-officinalis, Salbei*
Bornylacetat	*7 Monoterpenester*	*Abies alba, Weißtanne; Abies sibirica, Fichtennadel; Inula helenium, Alant; Pinus mugo var. pumilio/ -sylvestris, Kiefer; Pistacia lentiscus, Mastix; Pseudotsuga menziesii, Douglasie; Rosmarinus officinalis Ct. Verbenon, Rosmarin*
d-Carvon	*6 Monoterpenketon*	*Anethum graveolens, Dill; Carum carvi, Kümmel; Mentha spicata, Spearmint/Krause Minze*
β-Caryophyllen	*3 Sesquiterpen*	*Anthemis nobilis (Chamaemelum nobile), Kamille römisch; Cananga odorata, Ylang Ylang; Cannabis sativa, Hanf; Cinnamomum verum/-zeylanicum, Zimtrinde; Copaifera officinalis, Copaiva; Daucus carota, Karotte; Humulus lupulus, Hopfen; Lavandula angustifolia, Echter Lavendel; Melaleuca leucadendra, Cajeput; Melissa officinalis, Melisse; Nepeta cataria, Katzenminze; Pinus sylvestris, Waldkiefer; Piper nigrum, Pfeffer; Salvia officinalis, Salbei; Syzygium aromaticum, Gewürznelke*
Chamazulen	*3 Sesquiterpen*	*Achillea millefolium, Schafgarbe; Matricaria chamomilla/recutita, Kamille deutsch/blau*

Inhaltsstoff	Inhaltsstoffgruppe	ätherische Öle
1,8-Cineol	*8 Oxid*	*Aloysia triphylla/Lippia citriodora, Zitronenverbene; Alpinia galanga, Galgant; Boswellia carterii/-sacra/-serrata, Weihrauch; Cinnamomum camphora/-polyandrum, Campher/Ravintsara/Sugandha kokila; Elettaria cardamomum, Kardamom; Eucalyptus globulus/-polybractea/-radiata/-smithii/-staigeriana, Eukalyptus; Foeniculum vulgare var. dulce, Fenchel; Hyssopus officinalis var. decumbens, Kriechender Ysop; Laurus nobilis, Lorbeer; Lavandula latifolia, Speiklavendel; Melaleuca leucadendra/-viridiflora, Cajeput/Niaouli; Myrtus communis, Myrte; Ocimum basilicum Ct. Linalool, Basilikum; Rosmarinus officinalis Ct. Bornan-2-on (Campher)/-Ct. Cineol, Rosmarin; Salvia lavandulifolia/-officinalis, Salbei; Thymus mastichina, Thymian; Vitex agnus-castus, Mönchspfeffer*
Citronellal	*5 Monoterpenaldehyd*	*Cymbopogon nardus/-winterianus, Citronella/Java-Citronelle; Eucalyptus/citriodora, Zitroneneukalyptus*
Citronellol	*2 Monoterpenol*	*Cymbopogon nardus/-winterianus, Citronella/Java-Citronelle; Nepeta cataria, Katzenminze; Pelargonium graveolens, Rosengeranie; Rosa x damascena, Rose*
p-Cymen	*1 Monoterpen*	*Cuminum cyminum, Kreuzkümmel; Eucalyptus staigeriana, Eukalyptus; Nigella sativa, Schwarzkümmel; Satureja montana, Bergbohnenkraut; Thymus vulgaris Ct. Thymol und Carvacrol, Thymian; Trachyspermum ammi, Ajowan*
Farnesol	*2 Sesquiterpenol*	*Cymbopogon flexuosus, Lemongrass*
Geraniol	*2 Monoterpenol*	*Aloysia triphylla/Lippia citriodora, Zitronenverbene; Cymbopogon martini/-nardus/-winterianus, Palmarosa/Citronella/Java-Citronelle; Eucalyptus staigeriana, Eukalyptus; Jasminum grandiflorum, Jasmin; Nepeta cataria, Katzenminze; Pelargonium graveolens, Rosengeranie; Pseudotsuga menziesii, Douglasie; Rosa x damascena, Rose*
Germacren D	*3 Sesquiterpen*	*Cananga odorata, Ylang Ylang; Matricaria chamomilla/recutita, Kamille deutsch/blau; Hypericum perforatum, Johanniskraut; Melissa officinalis, Melisse*
Limonen	*1 Monoterpen*	*Abies alba/-balsamea, Tanne; Aloysia triphylla/Lippia citriodora, Zitronenverbene; Anethum graveolens, Dill; Angelica archangelica, Angelika; Apium graveolens, Sellerie; Boswellia carterii/-sacra, Weihrauch; Canarium luzonicum, Elemi; Carum carvi, Kümmel; Citrus aurantifolia/-aurantium/-deliciosa/-limon/-paradisi/-reticulata/-sinensis, Zitrusschalenöle; Eucalyptus radiata/-smithii/-staigeriana, Eukalyptus; Foeniculum vulgare var. dulce, Fenchel; Helichrysum italicum, Immortelle; Illicium verum, Sternanis;*

Inhaltsstoff	Inhaltsstoffgruppe	ätherische Öle
		Juniperus communis, Wacholder; Litsea cubeba, Litsea; Mentha arvensis/-spicata, Minze; Myrtus communis Ct. Myrtenylacetat, Myrte; Ormensis mixta, Wilde Kamille; Pinus cembra/-mugo, Kiefer; Piper nigrum, Schwarzer Pfeffer; Pistacia lentiscus, Mastix; Pseudotsuga menziesii, Douglasie; Salvia lavandulifolia, Lavendelsalbei; Vitex agnus-castus, Mönchspfeffer
Linalool	*2 Monoterpenol*	*Aniba rosaeodora, Rosenholz; Bursera delpechiana, Linaloe; Cananga odorata, Ylang Ylang; Cinnamomum camphora, Ho-Baum; Citrus x aurantium, Citrus x bergamia, Petit Grain bzw. Neroli/Bergamotte; Coriandrum sativum, Koriandersamen; Jasminum grandiflorum, Jasmin; Laurus nobilis, Lorbeer; Lavandula angustifolia/-intermedia Super/-latifolia, Lavendel; Mentha x citrata, Bergamottminze; Myrtus communis/-Ct. Cineol, Myrte; Ocimum basilicum Ct. Linalool, Basilikum; Origanum majorana, Majoran; Pelargonium graveolens, Rosengeranie; Petroselinum crispum, Petersilie; Salvia lavandulifolia/-sclarea, Salbei; Satureja montana, Bergbohnenkraut; Thymus serpyllum/-vulgaris, Thymian*
Menthol	*2 Monoterpenol*	*Mentha arvensis/-piperita/-pulegium, Minze*
Myrcen	*1 Monoterpen*	*Cannabis sativa, Hanf; Humulus lupulus, Hopfen; Juniperus communis, Wacholder; Myristica fragrans, Muskat; Pimenta racemosa, Bay*
Nerolidol	*4 Sesquiterpenol*	*Fokienia hodginsii, Siam-Holz; Myrocarpus fastigiatus, Cabreuva-Holz*
α-Pinen	*1 Monoterpen*	*Abies alba/-balsamea, Tanne; Angelica archangelica, Angelika; Boswellia carterii/-sacra, Weihrauch; Cannabis sativa, Hanf; Cistus ladanifer, Cistrose; Coriandrum sativum, Koriandersamen; Cupressus sempervirens, Zypresse; Daucus carota, Karotte; Ferula galbaniflua/-gummosa, Galbanum; Eucalyptus globulus/-smithii, Eukalyptus; Hypericum perforatum, Johanniskraut; Juniperus communis, Wacholder; Kunzea ericoides, Kanuka; Lavandula stoechas, Schopflavendel; Liquidamber orientalis, Styrax; Melaleuca viridiflora, Niaouli; Myristica fragrans, Muskat; Myrtus communis, Myrte; Ormensis mixta, Wilde Kamille; Pinus cembra/-mugo/-nigra ssp. laricio/-sylvestris, Kiefer; Pistacia lentiscus, Mastix; Pseudotsuga menziesii, Douglasie; Rosmarinus officinalis, Rosmarin; Schinus molle, Rosa Pfeffer*
Terpineol-4	*2 Monoterpenol*	*Melaleuca alternifolia, Teebaum; Myristica fragrans, Muskat; Juniperus communis, Wacholder; Origanum majorana, Majoran; Pistacia lentiscus, Mastix; Satureja montana, Bergbohnenkraut*

3 Grundlagen zur Wirkung ätherischer Öle im menschlichen Organismus

3.1 Olfaktorische Wahrnehmung – Riechen

3.1.1 Stationen des Riechvorgangs

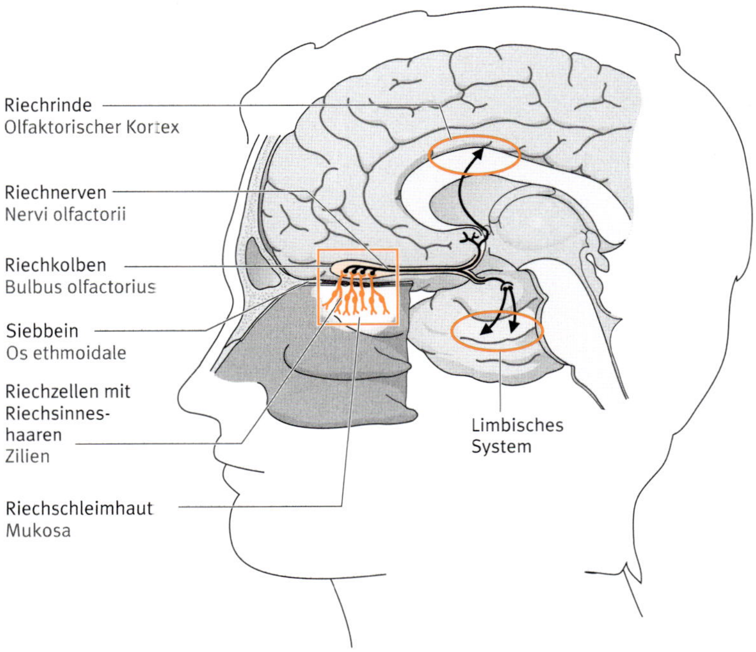

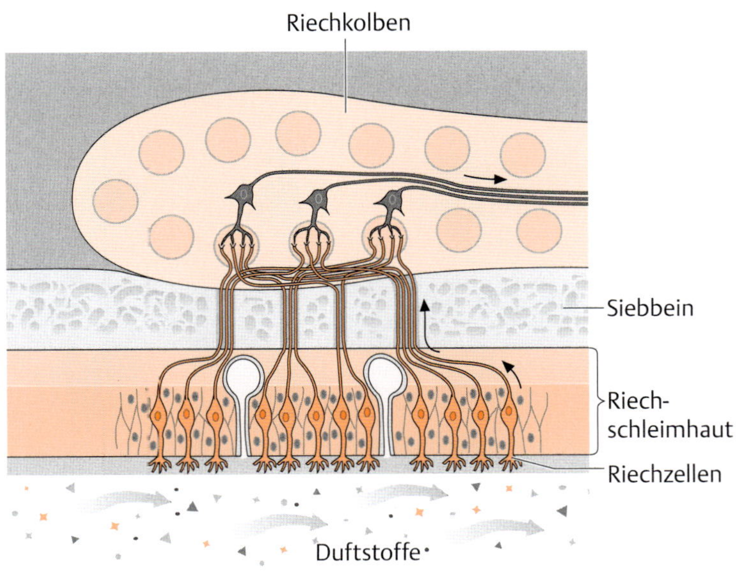

Abb. 3.1 Lösung zu den Stationen des Riechvorgangs.

A: Limbisches System, B: Riechkolben, C: Riechnerven, D: Riechzellen mit Riechsinneshaaren, E: Riechrinde, F: Siebbein, G: Riechschleimhaut.

D	Duftmoleküle gelangen an die *Riechzellen mit Riechsinneshaaren (Zilien).*
G	Diese sind eingebettet in die *Riechschleimhaut (Mukosa).*
F	Die Duftinformation geht durch das *Siebbein (Os ethmoidale)*
B	in die beiden *Riechkolben (Bulbus olfactorius).*
C	Über die *Riechnerven (Nervi olfactorii, 1. Hirnnerv)*
A	wird die Duftinformation weitergeleitet in das *Limbische System (alter Name: Rhinezephalon = Riechhirn)*
E	und in die *Riechrinde (olfaktorischer Kortex).*

3.1.2 Daten und Fakten zum Riechen

Riechsinneshaare (Zilien)	*9–12*
relative Molekülmasse von Riechstoffen	*unter 294*
Rezeptorproteine pro Duftgruppe	*350*
auf einen Duft spezialisierte Riechzellen	*100 000*
Summe aller Riechzellen	*30 Mio.*

3.1.3

reduziertes Riechvermögen	*Hyposmie*
Riechvermögen nicht (mehr) vorhanden	*Ansomie*
fehlende Wahrnehmung für bestimmte Gerüche	*partielle Ansomie*
veränderte Duftwahrnehmung	*Kakosmie*

3.2 Physiologische Wirkung

3.2.1 Ätherische Öle können eine pharmakologische Wirkung im Körper entfalten,

- weil sie *lipophil*/~~hydrophil~~ sind.
- weil sie ein ~~hohes~~/*niedriges* Molekulargewicht haben.
- wegen ihrer Fähigkeit zur *Diffusion* entlang der Ausgänge der Talg- und Schweißdrüsen.
- weil ihr Eindringen entlang der *Zellmembranen* und weiter über die feinen Blutkapillaren in der Lederhaut möglich ist.
- weil sie zur Interaktion mit *Zellmembranen* fähig sind.

3.2.2 Faktoren zur besseren Hautabsorption

- *Hautabschnitte mit vielen Talgdrüsen*
- *behaarte Haut mit vielen Talg- und Schweißdrüsen*
- *warme und entspannte Haut, beispielsweise nach einer Fangoanwendung*
- *fettige und/oder dünne Haut*
- *verletzte, entzündete, narbige Haut*
- *ätherische Öle mit vielen relativ kleinen Molekülen (Kopfnoten)*
- *Trägeröl mit hohem Anteil an ungesättigten Fettsäuren*
- *angewärmtes Trägeröl*
- *warmer Raum*
- *Abdecken nach dem Auftragen der Öle*

3.2.3 Aktivität und Effekt an Zellmembranen

Unterdrückung von Acetylcholinesterase im Gehirn	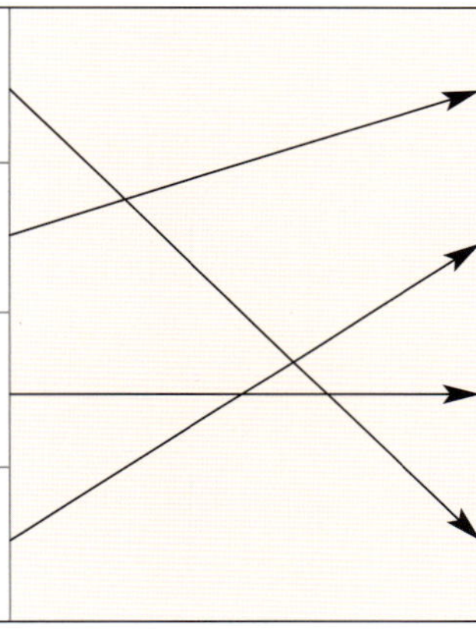	Wirkung wie ein Kalziumantagonist vom Dihydropyridintyp
Hemmung der Mobilisierung von Kalziumionen		Wirkung wie entzündungshemmende Medikamente
Unterdrückung der Bildung von Aktionspotenzialen am Nerv		Wirkung wie lokalanästhetisch wirksame Präparate
Hemmung der Prostaglandinsynthese		Wirkung ähnlich wie bei Morbus Alzheimer eingesetzten Acetylcholinesterasehemmern

3.2.4 Wirkungen ätherischer Öle auf die Leber

Die fettlöslichen Bestandteile von ätherischen Ölen, wie beispielsweise **Terpene** und deren Abkömmlinge (Terpenoide), werden in der menschlichen Leber in *wasserlösliche* Moleküle umgewandelt. Sie können anschließend in stark *durchbluteten* Gebieten wirken.
Übermäßig oral eingenommene **Phenylether** wie *Methylchavicol* hemmen möglicherweise die entgiftende Aktivität von *Glutathion*, sodass die **innere** Anwendung von *Estragon*- und *Basilikum*öl bei Leberfunktionsstörungen unterbleiben sollte.
Zwei ätherische Öle wirken bei unsachgemäßer Anwendung stark toxisch auf die Leber: *Flohminze* und *Kalmusöl*. Sie beeinträchtigen das entgiftend wirksame Enzym *Cytochrom P450*.

3.2.5 Aufnahme ätherischer Öle

fettarme Gewebe	
fettreiche Gewebe	*X*
Gewebe des Zentralnervensystems	*X*
Hornhautgewebe	
stark durchblutete Gewebe	*X*
wenig durchblutete Gewebe	

3.2.6 Ausscheidung ätherischer Öle

- *Atemwege*
- ~~Haut~~
- ~~Urogenitaltrakt~~
- ~~Verdauungstrakt~~
- ~~Zentralnervensystem~~

3.2.7 Nachweis der keimtötenden Wirkung mittels Aromatogramm

aerobe Bakterien	*X*
anaerobe Bakterien	
Pilze	*X*
Viren	

3.3 Wirksamkeit und Einsatz bei Krankheiten

3.3.1 Ätherische Öle mit dem Charakter eines Breitbandantibiotikums

wissenschaftlicher Name	**deutscher Name**
Cinnamomum verum/-zeylanicum fol. und cort.	*Zimtblätter und -rinde*
Coryodothymus capitatus	*Spanischer Oregano*
Origanum vulgare	*Oregano*
Pimenta dioica/-racemosa	*Piment/Bay*
Satureja montana	*Bergbohnenkraut*
Syzygium aromaticum	*Gewürznelke*
Thymus vulgaris Ct. Thymol/-Ct. Carvacrol	*Thymian (Phenol-Chemotypen)*

3.3.2 Resistenzen

Da ätherische Öle *Vielstoffgemische* sind, haben Bakterien keine oder zumindest weniger Möglichkeiten, Resistenzen gegen deren keimtötende Wirkung aufzubauen.
Studien konnten zeigen, dass insbesondere Infektionen mit dem Krankenhauskeim *MRSA (multiresistenter Staphylococcus aureus)* saniert werden können.
Oft wirkt eine *Kombination* aus nicht mehr wirksamem Antibiotikum und ätherischem Öl besonders stark keimtötend.

3.3.3 Inhaltsstoffe mit lokalanästhetischer Wirkung

- *p-Cymen*
- *Eugenol*
- *Menthol*
- *Menthon*
- *Methylsalicylat*
- *Myrcen*
- *Phenylethanol*

3.3.4 Spannungskopfschmerz

10 % Mentha piperita + 90 % Ethanol

3.3.5 Antiinflammatorische Wirkung

Es gibt bislang einige Erklärungsansätze, wie die entzündungshemmende Wirkung von ätherischen Ölen im menschlichen Körper abläuft:

- Durch manche Inhaltsstoffe von ätherischen Ölen kann eine Überreaktion humaner *neutrophiler Granulozyten* modifiziert werden.
- Andere Inhaltsstoffe zeigen eine steroidartige Hemmung des *monozytären Arachidonsäuremetabolismus* .
- Auch ein hemmender Effekt auf das Enzym *5-Lipoxidase* konnte beobachtet werden.

3.3.6 Blähungswidrig wirkende Öle

C	A	R	U	M		C	A	R	V	I							
C_1	O	R	I	A	N_6	D	R	U	M		S	A	T_8	I	V_{10}	U	M
C	U	M_4	I	N	U	M		C	Y	M	I	N	U	M			
F	O	E	N	I_9	C	U	L	U	M		V	U	L	G	A	R_3	E
P	I_5	M	P	I	N	E	L	L	A_7		A_2	N	I	S	U	M	

C_1	A_2	R_3	M_4	I_5	N_6	A_7	T_8	I_9	V_{10}

3.3.7 Beruhigend wirkende Öle

A	N	T	H	E	M	I	S		N	O	B	I	L	I	S						
C	A	N	A	N	G	A		O	D_3	O	R	A	T	A							
C	I	T_5	R	U	S		A	U	R	A	N	T	I	U	M						
C	I_6	T	R	U	S		R	E_2	T	I	C	U	L	A	T	A					
L	A	V_7	A	N	D	U	L	A		A_4	N	G	U	S_1	T	I	F	O	L	I	A

S_1	E_2	D_3	A_4	T_5	I_6	V_7

4 Therapiepraxis

4.1 Einkauf ätherischer Öle

4.1.1 Etikettenangaben

- *deutscher und wissenschaftlicher Name*
- *Ursprungsland des in dem Fläschchen enthaltenen Öles*
- *Pflanzenteil, der destilliert, ausgepresst oder extrahiert wurde, und – sofern nötig – der Chemotyp*
- *Gewinnungsverfahren des Öles*
- *bei Extraktion: das verwendete Lösungsmittel und die Rückstandskontrolle des Endprodukts*
- *Anbau: kontrolliert-biologischer (k.b.A.) bzw. konventioneller Anbau, Wildsammlung oder kontrollierte Wildsammlung*
- *bei zähflüssigen Extrakten (Vanille, Benzoe, Mimose, Tonka) und teuren ätherischen Ölen: die Art des Verdünnungsmittels (Weingeist oder Jojoba) und das Mischungsverhältnis in Prozent*
  Auch bei teuren Düften, die mit ähnlich duftenden, preiswerteren Düften vermischt sind (Rose mit Palmarosa, Melisse und Verbene mit Lemongrass), muss das Mischungsverhältnis erkenntlich sein.
- *Füllmenge*
- *Chargennummer, Abfülldatum oder Verfallsdatum*
- *Vermerk: „Zur Wohnraumaromatisierung" oder „Für die Aromapflege"*
- *Vermerk: „Kindersicher aufbewahren"*
- *eventueller Vermerk: „Lichtgeschützt und nicht über 30 °C lagern – feuergefährlich"*

4.2 Auswahl, Dosis und unkomplizierte Anwendungsmethoden ätherischer Öle

4.2.1 Sichere Verdünnung

- *1–3%*
- ~~*10–15%*~~
- ~~*20–30%*~~
- ~~*50%*~~

4.2.2 Verdünnung für bestimmte Patientengruppen

hohe Verdünnungen (maximal 1,5% ätherisches Öl)	**geringe Verdünnungen (ab 1,5% ätherisches Öl)**
zur Sterbebegleitung	*für gesundheitlich stabile Erwachsene*
für Säuglinge	*für Kinder ab 12 Jahren*
bei chronischen Erkrankungen	*bei akuten Erkrankungen, beispielsweise bei Husten oder Prellung, auch bei akuten Schmerzen*
zu Wohlfühlmassagen	*zu Sportmassagen*
zur Regulierung von psychischen Missbefindlichkeiten, auch für verwirrte Menschen	*zur Regulierung von körperlichen Missbefindlichkeiten*

4.2.3 Abzählen von Tropfen für Verdünnungen

Trägeröl	Verdünnung	Anzahl der Tropfen des ätherischen Öles
10 ml	1,5 %	*3*
10 ml	3 %	*6*

4.2.4 Mögliche Vergiftungserscheinungen bei unsachgemäßer Anwendung

wissenschaftlicher Name	deutscher Name	Vergiftungserscheinung
Aniba rosaeodora	*Rosenholz*	
Artemisia absinthum	*Wermut**	*X*
Artemisia vulgaris	*Beifuß**	*X*
Hyssopus officinalis	*Ysop*	*X*
Mentha pulegium	*Flohminze/Poleiminze**	*X*
Ocotea odorifera	*Sassafras**	*X*
Ruta graveolens	*Raute/Weinraute**	*X*
Santalum austrocaledonicum	*Neukaledonisches Sandelholz*	
Thuja occidentalis	*Thuja/Lebensbaum**	*X*
Vetiveria zizanioides	*Vetiver*	

* Diese Öle sind aufgrund der möglichen Vergiftungserscheinungen bei den führenden deutschsprachigen Ölelieferanten nicht erhältlich.

4.2.5 Inhalation

- *2 Tropfen*
- ~~4 Tropfen~~
- ~~6 Tropfen~~

4.2.6 Massagewirkungen

- auf der Haut: *Erweiterung der Gefäße, dadurch Durchblutungsförderung*
- in der Muskulatur: *verbesserte Wärmebildung, Erholung der Muskelzellen, Abtransport von „Schlacken" des Stoffwechsels, Verbesserung des Muskeltonus*
- für Herz und Kreislauf: *Erweiterung feinster Blutgefäße, generell bessere Versorgung des Körpers mit Sauerstoff, Verbesserung des venösen Flusses*
- auf die Gelenke: *Schmerzlinderung*
- für den Stoffwechsel: *vermehrte Bildung von Immunglobulinen, bessere Ausscheidung von „Schlacken" des Stoffwechsels*
- für die Psyche: *Die oben erwähnten körperlichen Effekte stabilisieren das innere Gleichgewicht, Berührungen und positive Worte verstärken diesen Effekt noch. Aus der Psychoneuroimmunologie ist bekannt, dass Massage das Immunsystem positiv beeinflussen kann.*

4.3 Fette Pflanzenöle

4.3.1

Das Fett in Samen und Früchten dient der jeweiligen Pflanze als *Energiedepot* und *Schutz* gegen zu hohe Temperaturen. Hochwertige Qualitäten werden durch mechanische *Pressung* gewonnen. Diese Produkte erhalten die Bezeichnung *native* Öle. Minderwertige Öle werden mit flüchtigen *Lösungsmitteln* extrahiert und dann in mehreren Schritten *raffiniert* .
Fettsäuren mit mehreren Doppelbindungen werden *essenzielle* Fettsäuren genannt. Sie sind für eine gesunde Ernährung und für die *Hautpflege* geeignet. Fette Pflanzenöle bestehen aus *ungesättigten* Fettsäuren und einem Molekül *Glyzerin* .

4.3.2 Mangel an essenziellen Fettsäuren

1. vermehrte Verdunstung von …
2. trockene und schuppige …
3. gestörter Informationsfluss in den …
4. Störungen des …
5. Prämenstruelles …

1.	F	L	Ü	S	S	I	*G* 4	K	E	I	T								
2.	H	*A* 5	U	T															
3.	N	E	R	V	E	N	Z	*E* 3	L	L	E	N							
4.	C	H	*O* 1	L	E	S	T	E	R	I	N	S	P	I	E	G	E	L	S
5.	S	Y	N	D	R	O	*M* 2												

γ-Linolensäure wirkt bei diesen Beschwerden besonders lindernd. Sie ist eine …

O 1	*M* 2	*E* 3	*G* 4	*A* 5	-6-Fettsäure

4.3.3 Fette Öle für die Aromamassage

- *Trägeröle*
- *Wirkstofföle*
- *Mazerate*

4.3.4 Öle aus der Pflanzenfamilie der Rosaceae

- *Aprikosenkernöl*
- *Mandelöl*

Beide Öle sind mindestens *12* Monate haltbar.

4.3.5
- *Schwarzkümmelöl* hat – innerlich eingenommen – eine ausgeprägt positive Wirkung auf das **Immunsystem,** zudem wirkt es erweiternd auf die **Bronchien**.
- *Sanddorn(fruchtfleisch)öl* wird bei **Bestrahlungstherapien** eingesetzt: Die Haut wird widerstandsfähiger, und die Strahlung wird besser vertragen.
- *Calophyllumöl*, *Sheabutter* und *Wildrosenöl* zeigen erfahrungsgemäß eine sehr positive Wirkung auf **Narben** und beschleunigen die Wundheilung.
- *Andirobaöl* und *Neemöl* wirken insektenvertreibend, insbesondere werden sie zur Behandlung von **Kopflausbefall** eingesetzt.

4.3.6 Eigenschaften fetter Pflanzenöle

Öle mit über 50 % Ölsäure

- *Aprikosenkernöl*
- *Avocadoöl*
- *Erdnussöl*
- *Haselnussöl*
- *Macadamianussöl*
- *Mandelöl*
- *Olivenöl*

Öle mit über 20 % Linolensäure

- *Borretschsamenöl*
- *Hanfsamenöl*
- *Kukuinnussöl*
- *Nachtkerzenöl*
- *Wildrosenöl*

Öle mit Palmitin- und Palmitoleinsäure

- *Macadamianussöl*
- *Sanddornöl*
- *Schwarzkümmelöl*

analgetisch wirksame Öle

- *Andirobaöl*
- *Johanniskrautmazerat*
- *Lorbeerfrüchteöl*

Heilpflanzenauszüge aus fetten Ölen – Mazerate

- *Aloe-vera-Mazerat*
- *Arnikamazerat*
- *Johanniskrautmazerat*
- *Mohnblütenmazerat*
- *Ringelblumen- oder Calendula-Mazerat*
- *Tigergras- oder Centella-Mazerat*

Öle mit 2–11 % Unverseifbarem

- *Avocadoöl*
- *Sheabutter*

4.3.7 Babypflege

- *Aprikosenkernöl*
- *Calendula-Mazerat*
- *Macadamianussöl*
- *Mandelöl*

4.3.8 Analgetisch und hyperämisierend wirkende Öle

- *Andirobaöl*
- *Johanniskrautmazerat*
- *Lorbeerfrüchteöl*
- *Mohnblütenöl*

4.3.9 Neurodermitis

- *Avocadoöl*
- *Borretschsamenöl*
- *Hanfsamenöl*
- *Johannisbeersamenöl*
- *Nachtkerzenöl*

4.4 Wasser und ätherische Öle

4.4.1 Für wässrige Anwendungen der fettlöslichen ätherischen Öle muss man Letztere emulgieren oder zumindest gut vermischen, beispielsweise mit *Honig*, *Salz* oder *Sahne*. Für ein Vollbad sind maximal *12* Tropfen der meisten ätherischen Öle ausreichend, meist genügen sogar 5–8 Tropfen. Das Öl von Mentha piperita muss bei empfindlicher Haut noch geringer für Bäder dosiert werden; bei fiebersenkenden Waschungen muss man zudem bedenken, dass es auch einen wärmenden Effekt haben kann.
Erfahrungsgemäß eignet sich das Öl von *Citrus limon* besser für fiebersenkende Anwendungen als beispielsweise Wadenwickel.

4.4.2 Fiebersenkende Waschungen mit mentholhaltigen Substanzen und ätherischen Ölen

Menthol oder Pfefferminzöl im Waschwasser aktiviert zunächst die kälteempfindlichen Thermorezeptoren in der Haut, einige Zeit nach der Anwendung werden allerdings vor allem die Wärmerezeptoren angesprochen, sodass die Hauttemperatur um bis zu 2 °C ansteigen kann.

4.4.3 Wickel und Kompressen

Blähungen – Bauchauflage

- *Citrus reticulata (Mandarinenöl)*
- *Foeniculum vulgare (Fenchelöl)*
- *Origanum majorana (Majoranöl)*

Blasenentzündung – Blasenauflage

- *Eucalyptus radiata (Eukalyptusöl)*
- *bei empfindlicher Haut: Citrus x bergamia (Bergamotteöl), Santalum album (Sandelholzöl; zu je 50 %)*

Entzündungen – Quarkkompressen

- *Rosa x damascena (Rosenöl)*

Gelenkschmerzen – Gelenkauflage

- *Lavandula angustifolia (Lavendelöl)*

Husten und Bronchitis – Brustkompresse

- *Citrus x aurantium fol. (Petit-Grain-Öl)*
- *Myrtus communis (Myrtenöl)*

Ohrenschmerzen – Ohrenauflage

- *Lavandula angustifolia (Lavendelöl)*
- *Melaleuca leucadendra (Cajeputöl)*
- *Rosa centifolia (Rosenabsolue)*

Einschlafstörungen – feuchte Socke

- *Citrus x aurantium fol (Petit-Grain-Öl)*
- *Lavandula angustifolia (Lavendelöl)*
- *Melissa officinalis (Melissenöl)*

5 Indikationen

5.1 Bewährte Öle bei psychischen und körperlichen Symptomen

5.1.1 Mischung gegen Ängste und Sorgen

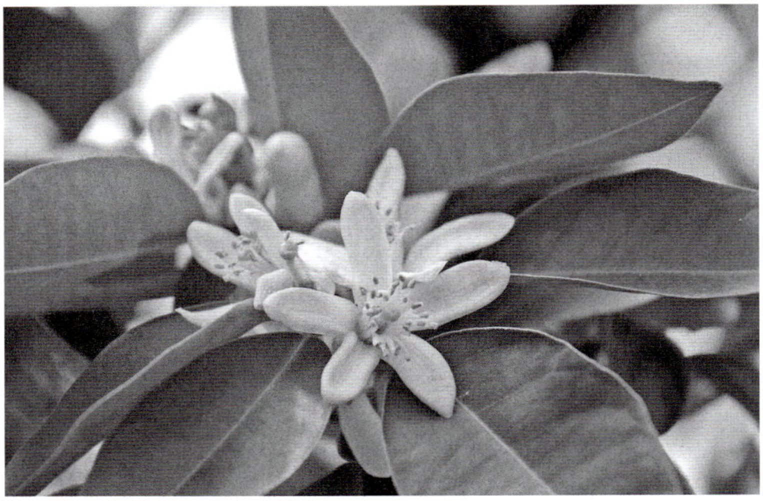

Abb. 5.1 Citrus x aurantium flos, Neroli.

3 Tropfen Kopfnote	*Citrus aurantifolia, Limette* *Citrus x bergamia, Bergamotte* *Citrus x aurantium flos und fol., Neroli oder Petit Grain*
2 Tropfen Herznote	*Cupressus sempervirens, Zypresse* *Lavandula angustifolia, Lavendel* *Origanum majorana, Majoran* *Pelargonium graveolens, Rosengeranie* *Rosa x damascena, Rose* *Thymus vulgaris Ct. Geraniol, Thymian/Rosenthymian*
1 Tropfen Basisnote	*Commiphora glabrescens/-molmol, Opoponax oder Myrrhe* *Nordostachys jatamansi, Narde* *Viola odorata, Veilchenblätter*
auf 10 ml fettes Pflanzenöl	
Von den genannten Ölen ist jeweils eines zur Kopf-, Herz- bzw. Basisnote auszuwählen. Sie stellen nur Beispiele dar, es sind noch weitere Öle für diese Anwendung möglich.	

5.1.2 Herstellung individueller Mischungen

Zur Anpassung von Mischungen wird neben Ölen für die psychische Befindlichkeit denjenigen Ölen der Vorzug gegeben, die auf weitere konkrete körperliche Symptome abgestimmt sind. Die Auswahl kann anhand geeigneter Übersichten erfolgen (s. Fachbuch „Aromatherapie für Pflege- und Heilberufe“, Tab. 5.1). Dies gilt vor allem dann, wenn Sie sich noch nicht sicher mit dem Mischen fühlen.

Beispiel: Hat Ihr Patient neben seiner Ängstlichkeit häufig Kopfschmerzen, würden Sie als Kopfnote eher zu Citrus x aurantium flos tendieren, da es stark entkrampfend wirksam ist. Hat er darüber hinaus empfindliche Haut, wäre als Basisnote anstelle der genannten sehr schweren Öle das extrem milde Öl von Santalum album vorzuziehen.
Im Zweifelsfall soll die Nase des Patienten entscheiden, Sie stellen nur eine kleine Vorauswahl zusammen.

5.2 Spezielle Anwendungen im klinischen Bereich, im Seniorenheim und in der ambulanten Pflege

5.2.1 Bei der Anwendung von ätherischen Ölen in einem deutschen Krankenhaus oder Hospiz muss grundsätzlich eine ärztliche *Verordnung* vorliegen. Bei der *ambulanten* Pflege dürfen aromapflegerische Maßnahmen vorgenommen werden, wenn vonseiten des Hausarztes keine Einschränkungen vorliegen.
Es darf nur jeweils eine Portion einer Ölemischung für den „ *Gebrauch zur Anwendung* “ hergestellt werden, also keine größeren Mengen auf Vorrat.

5.2.2 Hauterkrankungen

fette Pflanzenöle	deutsche Bezeichnung
Calendula officinalis	*Ringelblumenmazerat*
Hypericum perforatum	*Johanniskrautmazerat*
Rosa rubiginosa	*Wildrosenöl (Hagebuttenkernöl)*
Simmondsia chinensis/Buxus chinensis	*Jojobaöl (Jojobawachs)*
bei allergischen Symptomen zusätzlich:	
Borago officinalis	*Borretschsamenöl*
Oenothera biennis	*Nachtkerzenöl*
bei besonders trockener Haut zusätzlich:	
Macadamia integrifolia	*Macadamianussöl*
Persea gratissima	*Avocadoöl*
Triticum aestivum	*Weizenkeimöl*

5.2.3 Ätherische Öle zur Hautpflege

mit über 30 % Monoterpenestern	mit über 30% Sesquiterpenen oder Sesquiterpenolen
Citrus x aurantium fol. (Petit Grain)	*Cedrus atlantica (Atlaszeder)*
Citrus x bergamia (Bergamotte)	*Daucus carota (Karottensamen)*
Helichrysum italicum (Immortelle)	*Leptospermum scoparium (Manuka)*
Lavandula angustifolia (Lavendel)	*Pogostemum cablin (Patchouli)*
Pelargonium graveolens (Rosengeranie)	*Santalum album (Sandelholz)*
Salvia sclarea (Muskatellersalbei)	*Vetiveria zizanioides (Vetiver)*

5.2.4 Atemwegserkrankungen

Myrtaceae, Myrtengewächse	**Pinaceae, Kieferngewächse**
Eucalyptus globulus (Eukalyptus)	*Abies alba (Weißtanne)*
Eucalyptus radiata (Eukalyptus)	*Abies balsamea (Balsamtanne)*
Leptospermum scoparium (Manuka)	*Abies sibirica („Fichtennadeln")*
Melaleuca alternifolia (Teebaum)	*Larix europaea (Lärche)*
Melaleuca leucadendra (Cajeput)	*Pinus cembra (Zirbelkiefer)*
Melaleuca viridiflora (Niaouli)	*Pinus mugo (Latschenkiefer)*
Myrtus communis Ct. Cineol (Myrte)	*Pinus sylvestris (Waldkiefer)*

5.2.5 Nicht mit warmem oder heißem Wasser verwendet werden dürfen ätherische Öle, ...

… die über 3 €/ml kosten.	
… die reich an Monoterpenen sind, wenn sie bereits 1,5 Jahre geöffnet waren.	X
… die aus Harzen destilliert wurden, wenn sie klebrig sind.	
… die reich an Monoterpenaldehyden sind, wenn sie bereits 1,5 Jahre geöffnet waren.	X
… die stark blumig duften.	

5.2.6 Hirnleistungsstörungen

Patienten mit Hirnleistungsstörungen wie Morbus Alzheimer können begleitend zur konventionellen Therapie recht erfolgreich mit ätherischen Ölen behandelt werden. Das ätherische Öl von *Salvia lavandulifolia (Lavendelsalbei, Schmalblättriger Salbei)* zeigte in Studien ähnliche Effekte wie gängige Medikamente zur Unterdrückung der Acetylcholinesterase.
Es gibt Hinweise, dass auch andere Öle mit den Inhaltsstoffen *1,8-Cineol (Eucalyptol)* und *2-Bornan-on (Campher)* einen ähnlichen Effekt haben könnten.
Zwei placebokontrollierte Studien zeigten bei dementen Patienten, dass die ätherischen Öle von *Melissa officinalis (Melisse)* und *Lavandula angustifolia (Lavendel)* die Unruhe dieser Menschen reduzieren konnte.

5.2.7 Lavandula angustifolia in der Pflege

	richtig	**falsch**
Lavendelöl hilft als Raumbeduftung, geriatrische Patienten zu beruhigen.	X	
Lavendelöl wirkt ein Vierteljahr nach Öffnen der Flasche stark hautreizend. *Richtig: Lavendelöl kann bei sachgemäßer Lagerung (kühl, verschlossen, dunkel) bis zu 2 Jahre auf normaler Haut angewendet werden.*		X
Lavendelöl wirkt hemmend auf die spontane motorische Aktivität.	X	
Lavendelöl zeigt in EEGs eine angstlösende Wirkung.	X	
Lavendelöl enthält über 20 % neurotoxisch wirksame Monoterpenketone. *Richtig: Lavendelöl enthält – wenn überhaupt – nur Spuren (unter 1 %) von 2-Bornan-on (Campher), welches in dieser Menge unbedenklich ist.*		X

6 Vorsichtsmaßnahmen und Kontraindikationen

6.1 Toxikologie der Duftstoffe

6.1.1 In der Duftstoffindustrie werden nach wie vor Verträglichkeitsexperimente an Tieren durchgeführt. Hieraus resultierte der in der Toxikologie gebräuchliche Begriff LD_{50}, d. h. die mittlere *letale Dosis*. Diese Zahl wird durch die *orale* Applikation einer bestimmten Menge eines Stoffes, die *50* % der Versuchstiere tötet, ermittelt. Die Angabe erfolgt in Gramm pro Kilogramm *Körpergewicht* des Tieres.

6.1.2

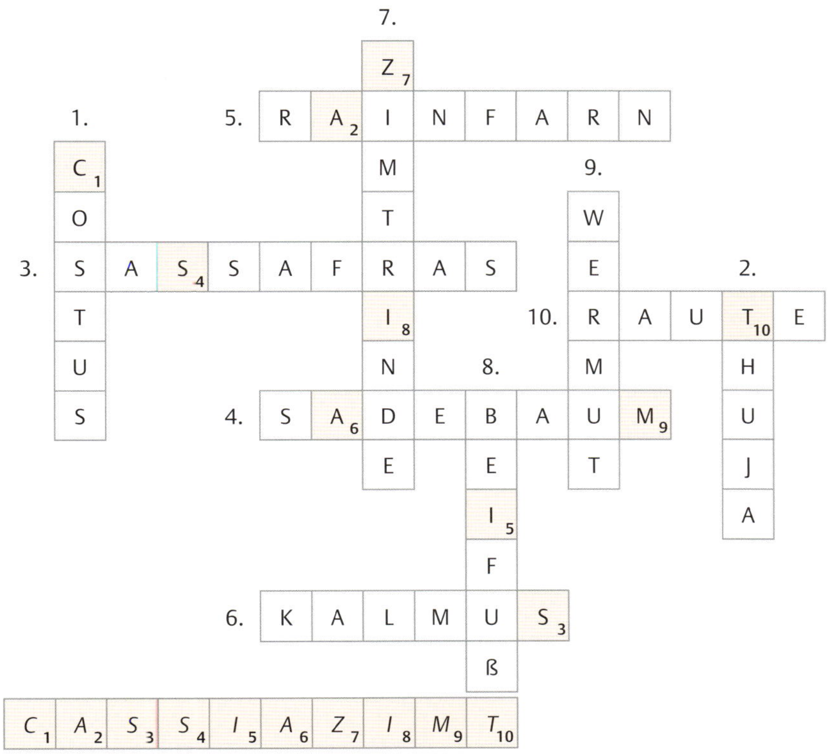

6.2 Verträglichkeit und Allergien

6.2.1 Allergien

	richtig	falsch
Für die Behandlung von allergiegefährdeten Personen sollte man natürliche ätherische Öle verwenden, die für die Parfümindustrie hergestellt werden. *Richtig: Für die Parfümindustrie werden entweder synthetische Düfte oder Mischungen aus synthetischen und natürlichen Duftstoffen verwendet; beide Varianten bergen durch reizende (eventuell chlorierte) Bestandteile ein unnötiges Sensibilisierungspotenzial.*		X
Pestizidrückstände in Zitrusölen können reizend und auch allergisierend wirken.	X	
Die Auswahl und die Dosierung von ätherischen Ölen müssen der Befindlichkeit des individuellen Patienten angepasst werden.	X	
Synthetische Beimischungen in natürlichen ätherischen Ölen können das Allergierisiko erhöhen.	X	
Grundsätzlich kann jedes ätherische Öl Reizungen, Rötungen und auch Allergien auslösen.	X	
Bei Allergikern sollte die Behandlung mit mehreren ätherischen Ölen gleichzeitig erfolgen. *Richtig: Da Allergiker zumeist einige ätherische Öle vertragen, lassen sich diese besser herausfinden, wenn zunächst nur mit Einzelölen behandelt wird. Zudem reagieren einzelne Komponenten in Mischungen, die länger aufgehoben werden, miteinander und bilden neue – eventuell reizende – Moleküle.*		X
Preiswerte ätherische Öle, die im Labor hergestellt werden, sind besonders rein und daher gut für Allergiker geeignet. *Richtig: Im Labor hergestellte Duftstoffe bestehen zu mindestens 3 % aus potenziell reizenden Trägersubstanzen. Extrem reine synthetische Öle sind für Laien normalerweise nicht erhältlich und erschwinglich.*		X

6.2.2 Allergene

Gruppe der sehr seltenen Allergene

Limonen	Linalool
Abies alba/-balsamea, Tanne	*Aniba rosaeodora, Rosenholz*
Aloysia triphylla/Lippia citriodora, Zitronenverbene	*Bursera delpechiana, Linaloe*
Anethum graveolens, Dill	*Cinnamomum camphora, Ho-Baum*
Angelica archangelica, Angelika	*Citrus x bergamia, Petit Grain bzw. Neroli/Bergamotte*
Apium graveolens, Sellerie	*Coriandrum sativum, Koriandersamen*

Limonen	Linalool
Canarium luzonicum, Elemi	*Jasminum grandiflorum, Jasmin*
Carum carvi, Kümmel	*Lavandula angustifolia/-intermedia Super/-latifolia, Lavendel/Lavandin/Speiklavendel*
Citrus aurantifolia/-aurantium/-limon/-paradisi/-reticulata/-sinensis, Zitrusschalenöle	*Mentha citrata, Bergamottminze*
Eucalyptus staigeriana, Eukalyptus	*Ocimum basilicum Ct. Linalool, Basilikum*
Foeniculum vulgare var. dulce, Fenchel	*Origanum majorana, Majoran*
Litsea cubeba, Litsea	*Salvia lavandulifolia/-sclarea, Lavendelsalbei/Muskatellersalbei*
Mentha spicata, Spearmint/Krause Minze	*Satureja montana, Bergbohnenkraut*
Myrtus communis Ct. Myrtenylacetat, Myrte	*Thymus vulgaris Ct. Linalool/-Geraniol, Thymian*
Pinus cembra/-mugo, Kiefer	
Piper nigrum, Schwarzer Pfeffer	
Pistacia lentiscus, Mastix	
Pseudotsuga menziesii, Douglasie	
Salvia lavandulifolia, Lavendelsalbei	

Wenig Sensibilisierung bei der Bevölkerung

Citral (Geranial/Neral)	Citronellol	Geraniol	Eugenol
Aloysia triphylla/ Lippia citriodora, Zitronenverbene	*Cymbopogon nardus, Citronella*	*Cymbopogon martini/-nardus/-winterianus, Palmarosa/Citronella/Java-Citronelle*	*Cinnamomum verum/-zeylanicum, Zimt (Blätter und Rinde)*
Cymbopogon citratus/-flexuosus, Lemongrass	*Nepeta cataria, Katzenminze*	*Jasminum grandiflorum, Jasmin*	*Ocimum sanctum, Tulsi/Heiliges Basilikum*
Eucalyptus staigeriana, Eukalyptus (zitronig)	*Pelargonium graveolens, Rosengeranie*	*Nepeta cataria, Katzenminze*	*Pimenta dioica/-racemosa, Piment/Bay*
Litsea cubeba, Litsea	*Rosa x damascena, Rose*	*Pelargonium graveolens, Rosengeranie*	*Syzygium aromaticum, Gewürznelke*
Melissa officinalis Ct. Citral/-Ct. Citronellal, Melisse		*Pseudotsuga menziesii, Douglasie*	
		Rosa x damascena, Rose	

6.2.3 Allergierisiko

Verunreinigungen von Kräutertees und ätherischen Ölen mit ähnlichen wie den gewünschten Pflanzen kommen bei weltweit in großen Mengen benötigten Phytotherapeutika vor. Eine der diesbezüglich stark begehrten Heilpflanzen ist die *Kamille deutsch/blau* . Absichtlich oder versehentlich beigemischte Verwandte der Pflanze wie *Anthemis (Chamaemelum)* können jedoch hautreizende *Anthecotulide* enthalten.

6.2.4 Peroxidbildung

- *Eukalyptusöle*
- *Nadelöle*
- *Zitronengrasöle*
- *Zitrusöle*

6.2.5

Melaleuca alternifolia, Teebaum neigt zur besonders raschen Peroxidbildung.

6.2.6 Haltbarkeit und Hautfreundlichkeit

	richtig	falsch
Fast alle ätherischen Öle oxidieren nach einer bestimmten Zeit nach Öffnen der Flaschen.	*X*	
Besonders hautfreundlich ist ein ätherisches Öl, wenn sein Peroxidwert unter 5 liegt.	*X*	
Das Öl von Melaleuca alternifolia neigt durch seine chemische Struktur unter ungünstigen Bedingungen besonders schnell zum Oxidieren.	*X*	
Laien erkennen oxidierte ätherische Öle an ihrem ranzigen Geruch. *Richtig: Fette Öle werden ranzig und sind im fortgeschrittenen oxidierten Zustand als solche per Geruchssinn zu erkennen. Erfahrene Ätherisch-Öl-Kenner können jedoch auch stark oxidierte Öle am terpentinartigen Geruch erkennen.*		*X*
Man kann den Peroxidwert von ätherischen Ölen ganz einfach mit einem pH-Stäbchen messen. *Richtig: Mit pH-Stäbchen kann bestimmt werden, ob eine Flüssigkeit sauer oder basisch reagiert. Mit speziellen Messstäbchen und Apparaturen lässt sich der Peroxidwert in ätherischen Ölen messen, jedoch sind diese (noch) relativ teuer.*		*X*

6.2.7 Furocumarine

	richtig	falsch
Das unverdünnte ätherische Öl darf im Hochsommer auf das Gesicht gegeben werden. *Richtig: Diese Art der Anwendung wäre grob fahrlässig, da sie zu sehr schweren Verbrennungen führen kann. Unverdünntes ätherisches Öl sollte ohnehin nicht auf die Haut aufgetragen werden.*		X
Es ist unproblematisch 4%ig in Jojobaöl verdünntes ätherisches Öl auf Körperstellen zu geben, die Solariumslicht ausgesetzt werden. *Richtig: Auch diese Art der Anwendung wäre grob fahrlässig, da sie zu sehr schweren Verbrennungen führen kann. Diese Verdünnung ist für die starke UV-Licht-Exposition zu hoch.*		X
5%ig verdünntes ätherisches Öl kann für ein winterliches Fußbad verwendet werden.	X	
Es empfiehlt sich, 2%ig in Mandelöl verdünntes ätherisches Öl 8 Stunden vor einem Sonnenbad aufzutragen.	X	
Besonders gut eignet sich 3%ig in Alkohol verdünntes Öl als Erfrischungsspray während schweißtreibenden sommerlichen Sports. *Richtig: Feuchte Haut (auch Schweiß) verstärkt die Reaktion der Furocumarine mit UV-Licht. Alkohol kann die womöglich entstehenden Verbrennungen und Pigmentflecken noch verstärken.*		X

6.2.8 Ätherische Öle mit Furocumarinen

- *Angelica archangelica rad., Angelikawurzel*
- *Citrus aurantifolia, Limette*
- *Citrus x aurantium, Bitterorange*
- *Citrus x bergamia, Bergamotte*
- *Citrus limon, Zitrone**
- *Citrus paradisi, Grapefruit**
- *Citrus reticulata, Mandarine**
- *Citrus sinensis, Orange**
- *Cuminum cyminum, Kreuzkümmel*
- *Ruta graveolens, Raute*
- *Tagetes tenuifolia, Tagetes/Studentenblume*

* Die führenden deutschsprachigen Öleanbieter achten auf einen extrem geringen Furocumaringehalt dieser Öle.

6.2.9 Wirkungen Fucomarine

epileptischer Anfall	
Dermatitis 1. und 2. Grades	X
Hustenanfälle	
Niesen	
Berloque-Dermatitis	X

6.3 Kontraindikationen und mögliche Wechselwirkungen

6.3.1 Atemwege

Inhaltsstoff	Öle mit einem Gehalt über 30 %
2-Bornan-on (Campher)	*Cinnamomum camphora Ct. 2-Bornan-on (Campher)*
	Lavandula stoechas, Schopflavendel
1,8-Cineol (Eucalyptol)	*Alpinia galanga, Galgant*
	Cinnamomum camphora Ct. Cineol, Ravintsara
	Elettaria cardamomum, Kardamom
	Eucalyptus globulus/-radiata/-smithii, Eukalyptus
	Hyssopus officinalis var. decumbens, Kriechender Ysop
	Laurus nobilis, Lorbeer
	Melaleuca leucadendra, Niaouli
	Melaleuca viridiflora, Cajeput
	Myrtus communis, Myrte
	Rosmarinus officinalis Ct. Cineol, Rosmarin
	Salvia lavandulifolia, Salbei/Lavendelsalbei
	Thymus mastichina, Thymian Ct. Cineol/„Spanischer Majoran"
Menthol	*Mentha arvensis, Ackerminze*
	Mentha piperita, Pfefferminze

6.3.2 Epileptische Anfälle

Inhaltsstoff	Öle mit einem Gehalt über 10 %
2-Bornan-on	*Cinnamomum camphora Ct. 2-Bornan-on, Campher*
	Lavandula stoechas, Schopflavendel
	Rosmarinus officinalis Ct. 2-Bornan-on, Rosmarin
	Salvia officinalis, Salbei
Fenchon	*Foeniculum vulgare, Fenchel*
	Lavandula stoechas, Schopflavendel
Pinocamphon	*Hyssopus officinalis, Ysop*
	Juniperus communis, Wacholder
Thujon	*Salvia officinalis, Salbei*
	Thuja occidentalis, Thuja

6.3.3 Glaukom

Inhaltsstoff	Öle mit einem Gehalt über 10 %
Geranial/Neral	*Aloysia triphylla/Lippia citriodora, Zitronenverbene*
	Cymbopogon flexuosus, Lemongrass
	Eucalyptus staigeriana, Eukalyptus (zitronig)
	Litsea cubeba, Litsea
	Melissa officinalis Ct. Citral/-Ct. Citronellal, Melisse

6.3.4 Schwangerschaft

emmenagoge (menstruationsfördernde) ätherische Öle		uterotonische (gebärmutterstärkende bis wehenauslösende) ätherische Öle	
Achillea millefolium	*Schafgarbe*	Aloysia triphylla/ Lippia citriodora	*Zitronenverbene*
Artemisia dracunculus	*Estragon*	Cinnamomum verum/ -zeylanicum fol. und cort.	*Zimtrinde und -blätter*
Cinnamomum zeylanicum (Cinnamomum verum) fol. und cort.	*Zimtrinde und -blätter*	Foeniculum vulgare	*Fenchel*
Foeniculum vulgare	*Fenchel*	Mentha piperita	*Pfefferminze*
Mentha piperita	*Pfefferminze*	Myristica fragrans	*Muskat*
Myristica fragrans	*Muskat*	Pimenta dioica	*Piment*
Pimpinella anisum	*Anis*	Pimpinella anisum	*Anis*
Ocimum basilicum	*Basilikum*	Syzygium aromaticum	*Gewürznelke*
Rosmarinus officinalis Ct. 2-Bornan-on	*Rosmarin Ct. 2-Bornan-on*	Thymus vulgaris Ct. Geraniol	*Thymian Ct. Geraniol*
Salvia officinalis	*Salbei*		
Syzygium aromaticum	*Gewürznelke*		

6.3.5 Anwendung ätherischer Öle beim Säugling

- ~~2. Monat~~
- ~~4. Monat~~
- *6. Monat*

6.3.6 Ätherische Öle mit potenziell kanzerogener Wirkung

Acorus calamus	*X*
Cedrus deodara	
Juniperus oxycedrus (Trockendestillat)	*X*
Lavandula angustifolia	
Sassafras albidum	*X*
Thuja occidentalis	*X*

6.3.7 Hormonartig wirkende Öle

- *Foeniculum vulgare, Fenchel*
- *Pimpinella anisum, Anis*
- *Salvia officinalis, Salbei*
- *Salvia sclarea, Muskatellersalbei*

6.3.8 Resorption von Zytostatika

Anti-Krebs-Mittel

- *5-Fluorouracil*
- *Tamoxifen*

mögliche Wechselwirkung mit	diese Stoffe enthaltende ätherische Öle
Carvon	*Anethum graveolens, Dill*
	Carum carvi, Kümmel
	Mentha spicata, Spearmint/Krause Minze
Menthon	*Mentha arvensis, Ackerminze*
	Mentha piperita, Pfefferminze
	Mentha pulegium, Flohminze
	Mentha spicata, Spearmint/Krause Minze
Nerolidol	*Aloysia triphylla/Lippia citriodora, Zitronenverbene*
	Anthemis nobilis (Chamaemelum nobile), Kamille römisch
	Citrus x aurantium flos, Neroli
	Fokienia hodginsii, Siam-Holz
	Melaleuca leucadendra, Cajeput
	Melaleuca viridiflora, Niaouli
	Myrocarpus fastigiatus, Cabreuva-Holz
	Myroxylon balsamum var. pereirae, Peru-Balsam

6.3.9 Keine Kombination mit hoch potenzierten homöopathischen Medikamenten

- *Cinnamomum camphora, Campher*
- *Matricaria chamomilla/recutita, Kamille deutsch/blau*
- *Mentha piperita, Pfefferminze*
- *Rosmarinus officinalis, Rosmarin*
- *Salvia officinalis, Salbei*

6.3.10 Sicherheitsratschlag „S 26“ der EG-Richtlinie 92/32/EWG

Bei versehentlichem Verschlucken von ätherischem Öl: Gründlich mit Olivenöl gurgeln und ausspucken.	
Bei Kontakt von ätherischem Öl mit den Augen: Die Augen sofort gründlich mit Wasser abspülen und den Arzt konsultieren.	*X*
Bei Kontakt von ätherischem Öl mit den Augen: Die Augen sofort mit Pflanzenöl oder Butter ausreiben.	
Bei Überdosierung auf der Haut: Betroffene Stelle gründlich mit Alkohol abreiben.	

6.3.11 Europäische Gefahrstoffverordnung

Europäische Anbieter von ätherischen Ölen können diese wahlweise unterschiedlich deklarieren. Bringen sie ihr Produkt als *Kosmetikum* in den Verkehr, muss die Haltbarkeit nach erstmaligem Öffnen angegeben werden. Auch die *Allergene* müssen deklariert sein. Wird das ätherische Öl zur Raumbeduftung zum Verkauf angeboten, müssen *Gefahrenpiktogramme* auf dem Etikett aufgedruckt sein. Je nach Anteil bestimmter *Inhaltsstoffe* variieren die vorgeschriebenen Warnbilder. Diese Zeichen sagen nichts über die Qualität eines Öles aus. Ein ätherisches Öl, das als Lebensmittel zugelassen wurde, kann aus derselben Charge von anders ausgewiesenen Ölen stammen. Auf dem Etikett muss sich eine einfache *Anleitung* zur Zubereitung befinden.

Wenn Gefahrenpiktogramme wie beispielsweise das Ausrufezeichen für „reizend“, der tote Fisch für mögliche schädigende Wirkung von Gewässern oder der Stern in der Lunge für ein Gefährdungspotenzial beim Einatmen auf den Etiketten aufgedruckt sind, kann es sich trotzdem um einen sehr hochwertigen Bio-Naturduft handeln. Die Abwesenheit eines Gefahrenpiktogrammes bedeutet umgekehrt nicht automatisch, dass es sich um ein ätherisches Öl bester Qualität oder gar mit therapeutischer Wirkung handelt.

6.3.12 Pflanze mit dem Inhaltsstoff Hyperforin

Johanniskraut, Hypericum perforatum
(Äußere Anwendungen von Johanniskrautmazerat verursachen laut einer Studie von 2008 nicht diese Nebenwirkungen.)

6.3.13 Einsatz von Phenolen im pflegerischen Bereich

Phenole können

- *bei falscher Anwendung stark hautreizend wirken.*
- *sich bei falscher Anwendung negativ auf die Leberwerte auswirken.*
- *bei empfindlichen Hypertonikern den Blutdruck in unerwünschte Höhen steigen lassen.*
- ~~bei falscher Anwendung photosensibilisierend wirken.~~
- ~~auf viele Menschen stark sedierend wirken.~~

7 Pflanzenfamilien und ätherische Öle

7.1 Annonaceae, Flaschenbaumgewächse – Ylang-Ylang-Öl

7.1.1 Zahlen und Fakten zum Ylang-Ylang-Baum

- Die Farbe der Blüten von Cananga odorata ist *gelb* .
- Der Baum braucht nicht mit Schädlingsgiften gespritzt zu werden, weil folgende Stoffgruppe in den Blüten eine abwehrende Wirkung hat: *Ester* .
- Circa 1 l ätherisches Öl erhält man durch Destillation von folgender Menge an Blüten: *40–80 kg* .
- Anzahl der möglichen Destillationstunden: *20 Stunden (und mehr)*
- Gehalt an entkrampfend wirksamem Geranylacetat im Öl aus den Komoren (III-Qualität): *0,4–3 %*
- Gehalt an entkrampfend wirksamem Geranylacetat im Öl aus Madagaskar (Extra-Qualität): *7–14 %*
- Gehalt an antibakteriell wirksamem Linalool im Öl aus den Komoren (III-Qualität): *0,1–2 %*
- Gehalt an antibakteriell wirksamem Linalool im Öl aus Madagaskar (Extra-Qualität): *15–24 %*

7.2 Apiaceae, Doldenblütengewächse

7.2.1 Öle aus der Pflanzenfamilie der Apiaceae

Achillea millefolium	
Angelica archangelica	*X*
Anethum graveolens	*X*
Coriandrum sativum	*X*
Daucus carota	*X*
Ferula galbaniflua	*X*
Matricaria chamomilla/recutita	
Melissa officinalis	

7.2.2 Es wirkt *spasmolytisch (entkrampfend)* auf die Darmtätigkeit, darum wird es traditionell gegen *Blähungen* eingesetzt.

7.3 Asteraceae, Korbblütengewächse

7.3.1 *Matricaria chamomilla/recutita*, Wirkstoff: *Chamazulen*

7.3.2 *Helichrysum italicum*, Wirkstoffgruppe: *Diketone*

7.3.3 *Calendula officinalis*, deutscher Name: *Ringelblume*

7.4 Burseraceae, Balsambaumgewächse

7.4.1 Geschenke der Weisen aus dem Morgenland

1. *Weihrauch*
2. *Myrrhe*

7.5 Cupressaceae, Zypressengewächse

7.5.1

ätherisches Öl	deutscher Name	Gehalt in %	Inhaltsstoff
Cupressus sempervirens	*Zypresse*	*61 %*	*α-Pinen*
		14,4 %	*δ-3-Caren*
Juniperus communis (Zweig mit Frucht)	*Wacholder*	*30,2 %*	*α-Pinen*
		21,3 %	*Sabinen*
Juniperus sabina	*Sade-Baum*	*50 %*	*Sabinylacetat*
		–	–
Thuja occidentalis	*Thuja/Lebensbaum*	*31–65 %*	*α-Thujon*
		2–35 %	*Sabinen*

7.6 Geraniaceae, Storchschnabelgewächse – Rosengeranienöl

7.6.1 Verwendete Pflanzenteile

Blätter und Blüten

~~Früchte~~

~~Samen~~

~~Wurzeln~~

7.6.2 Rosengeranienöl enthält neben stark entkrampfend wirksamen *Monoterpenestern* die „Rosenalkohole" *Geraniol* und *Citronellol*. Es ist ein recht preiswertes ätherisches Öl, da für 1 kg nur *300–500* kg Pflanzenmaterial benötigt werden.
Als typisches „Ausgleichsöl" hat es eine sehr *harmonisierende* Wirkung auf den weiblichen Hormonhaushalt.

7.7 Gramineae, Süßgräser

7.7.1

wissenschaftlicher Name	Pflanzenteil	Gehalt in %	Inhaltsstoff
Cymbopogon citratus	*Gras (Blatt)*	*37–45,5%*	*Geranial*
Cymbopogon flexuosus	*Gras (Blatt)*	*41–51%*	*Geranial*
Cymbopogon martini	*Gras (Blatt)*	*70–80%*	*Geraniol*
Cymbopogon nardus	*Gras (Blatt)*	*48–49%*	*Geraniol*
Cymbopogon winterianus	*Gras (Blatt)*	*32–47%*	*Citronellal*
Vetiveria zizanioides	*Wurzel*	*12,1%*	*Bicyclovetiverol, insgesamt 74% Sesquiterpenole*

7.8 Lamiaceae, Lippenblütengewächse

7.8.1 Europäische Arten

Hyssopus officinalis	*X*
Lavandula angustifolia	*X*
Melissa officinalis	*X*
Mentha spicata	*X*
Origanum majorana	*X*
Pogostemon cablin	
Rosmarinus officinalis	*X*
Salvia officinalis	*X*
Satureja montana	*X*
Thymus vulgaris	*X*

7.8.2 Phenolhaltige Lipppenblütengewächse

Ätherische Öle von	Gehalt in %	Inhaltsstoff
Origanum vulgare, Oregano	*60–70 %*	*Carvacrol und Thymol*
Thymus serpyllum, Quendel	*73,2 %*	*Carvacrol und Thymol*
Thymus vulgaris Ct. Thymol, Thymian	*36 %*	*Carvacrol und Thymol*
Satureja montana, Bergbohnenkraut	*25–50 %*	*Carvacrol*
Ocimum sanctum, Tulsi	*50–70 %*	*Eugenol*

7.8.3 Öle mit über 10 % 2-Bornan-on (Campher) und 1,8-Cineol

- *Rosmarin*
- *Salbei*
- *Speiklavendel*

Öle ganz ohne oder nur mit geringem Anteil an 2-Bornan-on (Campher) und 1,8-Cineol

- *Basilikum*
- *Muskatellersalbei*
- *Pfefferminze*

7.8.4 Mentha-Arten

Mentha-Art	Hauptinhaltsstoff (Gruppe)
Mentha arvensis	*70–80 % Menthol (Monoterpenol)*
	15–30 % Menthon (Monoterpenketon)
	für Kinder und Schwangere geeignet: ~~ja~~/*nein*
Mentha citrata	*57–63 % Linalylacetat (Ester)*
	22–25 % Linalool (Monoterpenol)
	für Kinder und Schwangere geeignet: *ja*/~~nein~~
Mentha piperita	*45,25 % Menthol (Monoterpenol)*
	17,7 % Menthon (Monoterpenketon)
	für Kinder und Schwangere geeignet: ~~ja~~/*nein*
Mentha pulegium	*55–95 % Pulegon (Monoterpenketon)*
	1,5–30 % Menthon (Monoterpenketon)
	für Kinder und Schwangere geeignet: ~~ja~~/*nein*
Mentha spicata	*55–65 % Carvon (Monoterpenketon)*
	20 % trans-Thujanol-4 (Monoterpenol)
	für Kinder und Schwangere geeignet: *ja*/~~nein~~

7.8.5 Majoranöl

Das in der **Abb. 7.4 a** dargestellte ätherische Öl ist für eine korrekte Anwendung bei Säuglingen geeignet: Es darf nicht alt und oxidiert sein und muss stark verdünnt werden. Es handelt sich um *Origanum majorana* .

Das in der **Abb. 7.4 b** dargestellte Öl enthält mehr als 50 % 1,8-Cineol (Eucalyptol) und kann daher bei Säuglingen zu Problemen der Atemwege führen. Es handelt sich um *Thymus mastichina* .

7.8.6 Melissenöl

Zur Verfälschung von Melissenöl wird häufig *Cymbopogon winterianus* verwendet.
Der deutsche Name lautet: *Citronella (Java-Citronelle)* .

7.9 Lauraceae, Lorbeergewächse

				6.					1.					
		8.		M					L					
		M		A					I					
4.	C	A	S	S	I	A	Z	I	M	T				
		N		S					S					
		D		*O* 2					E					
7.	R	A	V	I	N	T	S	A	*R* 3	A				
		R 7		A										
		I										3.		
		N										K		
2.	N	E	*L* 1	K	E	N	N	U	S	S	*B* 4	A	U	M
		N										M		
		H										P		
5.	R	O	S	*E* 5	N	H	O	L	Z			F		
		L										*E* 6		
	9.	Z	I	M	T							R		

L 1	*O* 2	*R* 3	*B* 4	*E* 5	*E* 6	*R* 7

7.10 Myrtaceae, Myrtengewächse

7.10.1 Eukalyptusöle

Eucalyptus ...	**Gehalt in %**	**Inhaltsstoff**
dives	*40–50 %*	*Piperiton (Monoterpenketon)*
citriodora*	*90,27 %*	*Citronellal (Monoterpenaldehyd)*
globulus	*69,76 %*	*1,8-Cineol (Eucalyptol)*
polybractea Ct. Cineol	*80–90 %*	*1,8-Cineol (Eucalyptol)*
polybractea Ct. Crypton	*40 %*	*Crypton (Keton)*
radiata	*67,95 %*	*1,8-Cineol (Eucalyptol)*
smithii	*79,28 %*	*1,8-Cineol (Eucalyptol)*
staigeriana*	*26,51 %*	*Limonen (Monoterpen)*

* Diese Eukalyptusöle sind – vorschriftsmäßig angewendet – auch für Kleinkinder und sehr empfindliche Erwachsene geeignet.

7.10.2 Unterscheidung Myrtenöle

stark unterschiedlich lange Destillationszeiten	
stark unterschiedliche Temperaturen während der Destillation	
unterschiedliche Reifestadien der Blüten	
stark unterschiedliche Methoden der Düngung	
unterschiedliche Frische- oder Trocknungsstadien der Zweige	*X*
Beimischung von Myrtenfrüchten	

7.10.3 Gewürznelkenöl

- aktueller Name: *Syzygium aromaticum*
- alter Name: *Eugenia caryophyllata*
- antiseptisch wirkender Inhaltsstoff:
  - ~~Bisabolol~~
  - ~~Carvacrol~~
  - *Eugenol*
  - ~~Farnesol~~
  - ~~Geraniol~~
  - ~~Linalool~~
  - ~~Thymol~~

7.10.4 Manukaöle

	richtig	falsch
Manukaöle variieren stark in der Zusammensetzung, als wirksamster Chemotyp gilt die Bezeichung „East Cape“.	X	
Nur der Chemotyp „West Island“ gilt als wirksames Mittel gegen MRSA. *Richtig: Dieser Chemotyp ist frei erfunden, also nicht bekannt.*		X
Manukaöl ist in seiner Zusammensetzung dem Teebaumöl (Melaleuca alternifolia) sehr ähnlich. *Richtig: Teebaumöl besteht zu fast 50 % aus frisch duftenden Monoterpenen und zu annähernd 50 % aus Monoterpenolen; die Haltbarkeit fördernde Sesquiterpenverbindungen sind nur in Spuren enthalten. Manukaöle bestehen fast komplett aus gut haltbaren Sesquiterpenen und Triketonen.*		X
Leptospermum scoparium hat zarte, hellgrüne, nadelartige Blätter; Melaleuca alternifolia hat kleine, dunkelgrüne, ledrig-feste spitz zulaufende Blätter. *Richtig: Leptospermum scoparium hat kleine, dunkelgrüne, ledrig-feste spitz zulaufende Blätter; Melaleuca alternifolia hat zarte, hellgrüne, nadelartige Blätter.*		X
Manukaöl enthält über 60 % an hautfreundlichen Sesquiterpenen, die in Teebaumöl nur in Spuren enthalten sind.	X	
Stark antibiotisch wirksame Phenole geben diesem Öl zwar Antibiotikumcharakter, dennoch sollte man es nicht auf die Haut aufbringen. *Richtig: Manukaöl wirkt zwar stark antiviral, antibakteriell und antimykotisch, jedoch werden die enthaltenen Triketone für diese Wirkung verantwortlich gemacht; das Öl enthält keinerlei Phenole.*		X
Hautfreundliche und dennoch antibiotisch wirksame Triketone geben diesem Öl ein besonderes Inhaltsstoffspektrum.	X	

Abb. 7.6 a *Melaleuca alternifolia, Teebaum*

Abb. 7.6 b *Leptospermum scoparium, Manuka*

7.10.5 Melaleuca-Öle

Melaleuca alternifolia, *Teebaum*		Öl zur Vorbehandlung und zur Abhärtung der Haut vor Strahlentherapien
Melaleuca leucadendra, *Cajeput*		Verwendung auf der Haut bis maximal 6 Monate nach Öffnen der Flasche (kann schnell oxidieren)
Melaleuca viridiflora, *Niaouli*		sehr mild, daher gut für Ohrenschmerzen und Infektionen der Atemwege von Kindern

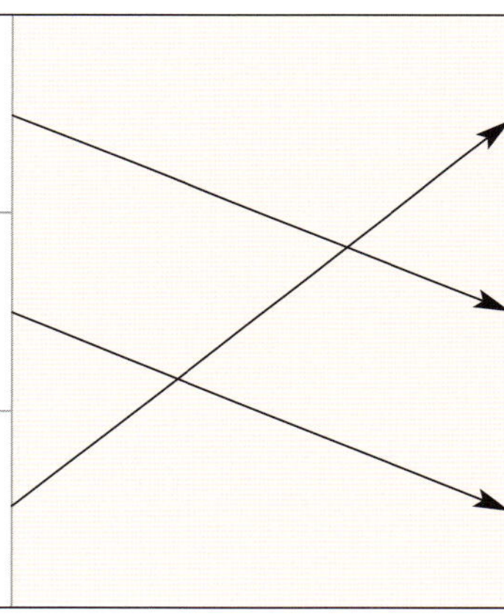

7.11 Pinaceae, Kieferngewächse

7.11.1

Kieferngewächse	Hauptinhaltsstoffe
Abies alba, Weißtanne	*90 %* Monoterpene
	bis 10 % Monoterpenester
	Haltbarkeit des Öles: *1,5* Jahre
Cedrus atlantica, Atlaszeder	*68,15 %* Sesquiterpene
	6,3 % Sesquiterpenole
	Haltbarkeit des Öles: *5 Jahre (und mehr)*
Pinus sylvestris, Waldkiefer (Föhre)	*60–70 %* Monoterpene
	bis 10 % Monoterpenester
	Haltbarkeit des Öles: *1,5* Jahre
Pseudotsuga menziesii, Douglasie	*bis 93 %* Monoterpene
	bis 35 % Monoterpenester
	Haltbarkeit des Öles: *1,5* Jahre

7.11.2 Die Nadelöle weisen durch ihren hohen Anteil an *Monoterpenen* eine lokale kortisonartig schmerzlindernde und entzündungshemmende Wirkung auf. Sie eignen sich wegen ihrer niedrigen Viskosität auch sehr gut für *Inhalationen*.
Das etwas zähflüssigere ätherische Öl der Atlaszeder wirkt stark *epithelisierend* und ist hervorragend geeignet zur Heilung von *Wunden*. Einige Wochen vor der Heuschnupfensaison regelmäßig inhaliert und eingerieben kann es auch zur starken Erleichterung der Symptome von *allergischer* Rhinitis beitragen.
Das Öl der Himalaya-Zeder kann wegen seiner *lipolytischen* („fettlösenden“) Eigenschaften gute Erfolge bei Massagen gegen *Cellulite* vorweisen.

7.12 Piperaceae, Pfeffergewächse

7.12.1 Der sog. „Rosa Pfeffer“ ist kein echter Pfeffer, da die Pflanze zur Familie der *Anarcadiaceae (Sumachgewächse)* gehört. Das ätherische Öl wird aus den Blättern und „Beeren“ des recht hohen *Baumes* gewonnen.
Die unterschiedlich gefärbten Gewürze des „Echten Pfeffers“ stammen von *Piper nigrum*, diese Schlingpflanze gehört zur Familie der *Piperaceae (Pfeffergewächse)*.

7.13 Rosaceae, Rosengewächse

7.13.1 Duftstoff der Rosenöle

- ~~trans-Anethol~~
- ~~Carvacrol~~
- ~~Linalool~~
- ~~Methylchavicol~~
- *Phenylethylalkohol (Phenylethanol)*
- ~~Sclareol~~

7.14 Rutaceae, Rautengewächse – Zitrusöle

7.14.1

wissenschaftlicher Name	deutscher Name	Monoterpengehalt in %	Estergehalt in %
Citrus aurantifolia	*Limette*	*bis 64 %*	*9,1 %*
Citrus x aurantium	*Bitterorange* *Neroli* *Petit Grain*	*98 %* *23,09 %* *7 %*	*0,51 %* *5,93 %* *60 %*
Citrus x bergamia	*Bergamotte*	*47,13 %*	*32,29 %*
Citrus limon	*Zitrone*	*95 %*	*0,52 %*
Citrus paradisi	*Grapefruit*	*bis 99 %*	–
Citrus reticulata	*Mandarine*	*bis 99 %*	*1,55 %*
Citrus sinensis	*Apfelsine*	*90 %*	–

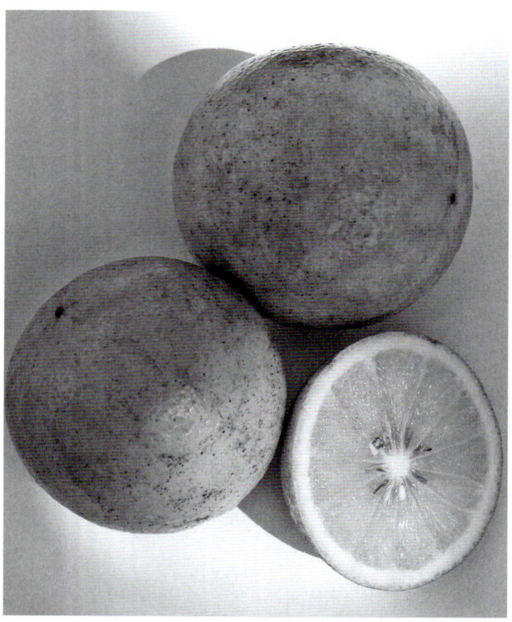

Abb. 7.1
Citrus x bergamia, Bergamotte.

Das relativ gut haltbare Zitrusschalenöl heißt *Bergamotte.*

7.15 Santalaceae, Sandelholzgewächse – Sandelholzöl

7.15.1

	richtig	falsch
Santalum album, Sandelholz aus dem Südwesten Indiens, ist ein Baum aus der Familie der Rautengewächse, der in der Karibik heimisch ist. *Richtig: Der Weiße Sandelholzbaum gehört zur Familie der Sandelholzgewächse, welche nicht mit der Familie der Rautengewächse, zu denen auch die Zitrusgewächse gehören, identisch ist.*		*X*
Amyris balsamifera, „Sandelholz-Westindien", ist ein Baum aus der Familie der Rautengewächse, der in der Karibik heimisch ist.	*X*	
Santalum-album-Bäume sind durch Raubbau und Schmuggel bedroht, Anbau und Ernte werden staatlich kontrolliert und durch das AG-Mark-Siegel zertifiziert.	*X*	
Das ätherische Öl von Santalum album ist vor allem in den Blättern des Baumes enthalten. *Richtig: Das ätherische Öl von Santalum album ist vor allem im Kernholz und den Wurzeln des Baumes enthalten.*		*X*
Die Leitsubstanz von Santalum album α-Santalol hat eine stark schmerzlindernde Wirkung. *Richtig: Die Leitsubstanz von Santalum album α-Santalol hat eine neuroleptische Wirkung.*		*X*
Das meist ersatzweise angebotene ätherische Öl von Santalum austrocaledonicum, Neukaledonisches Sandelholz, ist leicht toxisch und sollte nicht als Ersatz für Santalum album verwendet werden. *Richtig: Das meist ersatzweise angebotene ätherische Öl von Santalum austrocaledonicum, Neukaledonisches Sandelholz, hat ähnliche Inhaltsstoffe und Wirkungen wie Santalum album.*		*X*

7.16 Zingiberaceae, Ingwergewächse – Ingweröle

7.16.1 Die knolligen Rhizome der Ingwerpflanze enthalten auf Haut und Schleimhäuten brennende *Scharfstoffe* . Diese gehen bei der *Destillation* verloren, bleiben jedoch bei den von manchen Ölefirmen angebotenen Ölen erhalten, die mithilfe von *Kohlendioxid* aus den Wurzeln **extrahiert** worden sind.

Das Herstellungsverfahren entscheidet auch über die Verträglichkeit dieses ätherischen Öles:

- Der Extrakt reizt *Haut* und *Schleimhäute* und muss darum sorgfältig *verdünnt* werden. Die stark durchblutungsfördernde Wirkung macht das Öl ungeeignet für *Schwangere* und *Kinder* .
- Bei normaler Anwendung des **destillierten** Ingweröles sind *keine* unerwünschten Nebenwirkungen zu erwarten, es ist sehr gut hautverträglich.

7.17 Pioniere der Aromatherapie

7.17.1 Abb. 7.8 a *René Gattefossé (1881–1950)*
Abb. 7.8 b *Marguerite Maury (1895–1968)*
Abb. 7.8 c *Jean Valnet (1920–1995)*

7.18 Prüfungsfragen

7.18.1

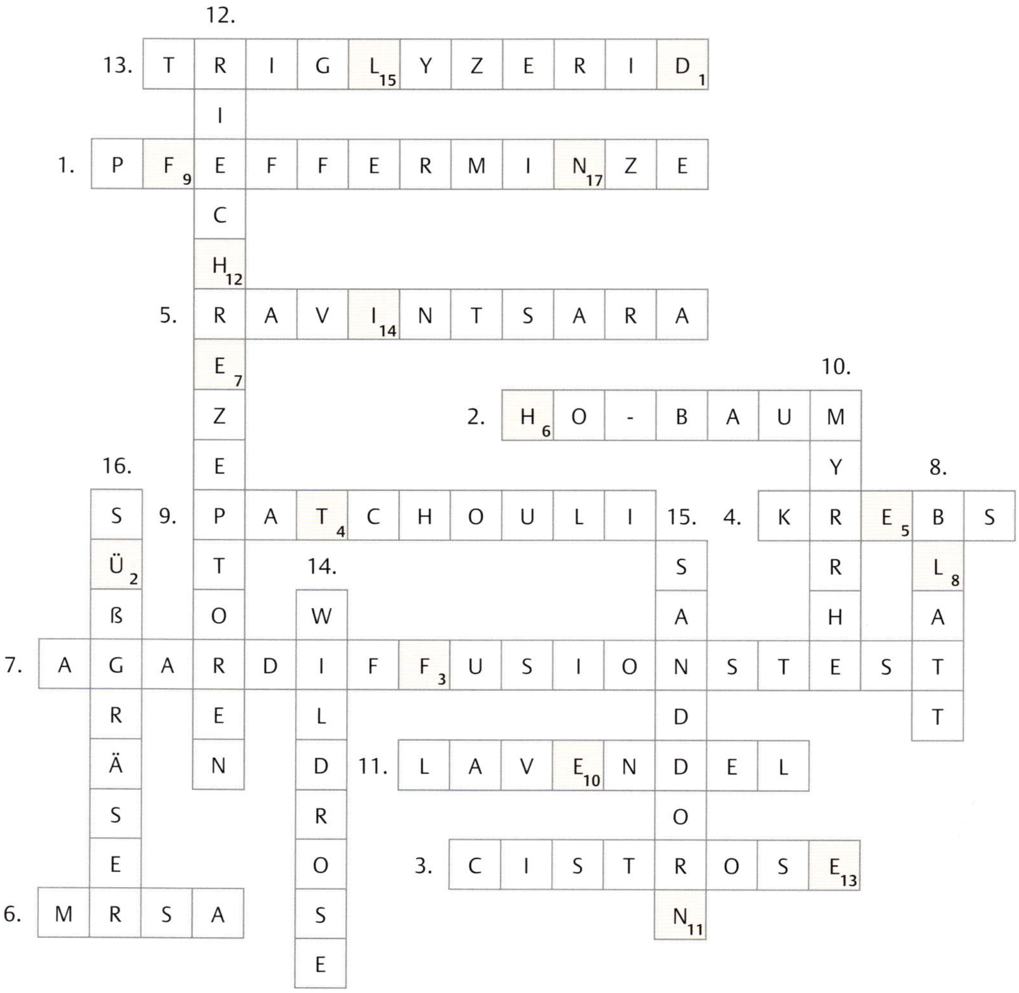

D_1	$Ü_2$	F_3	T_4	E_5	
H_6	E_7	L_8	F_9	E_{10}	N_{11}
H_{12}	E_{13}	I_{14}	L_{15}	E_{16}	N_{17}

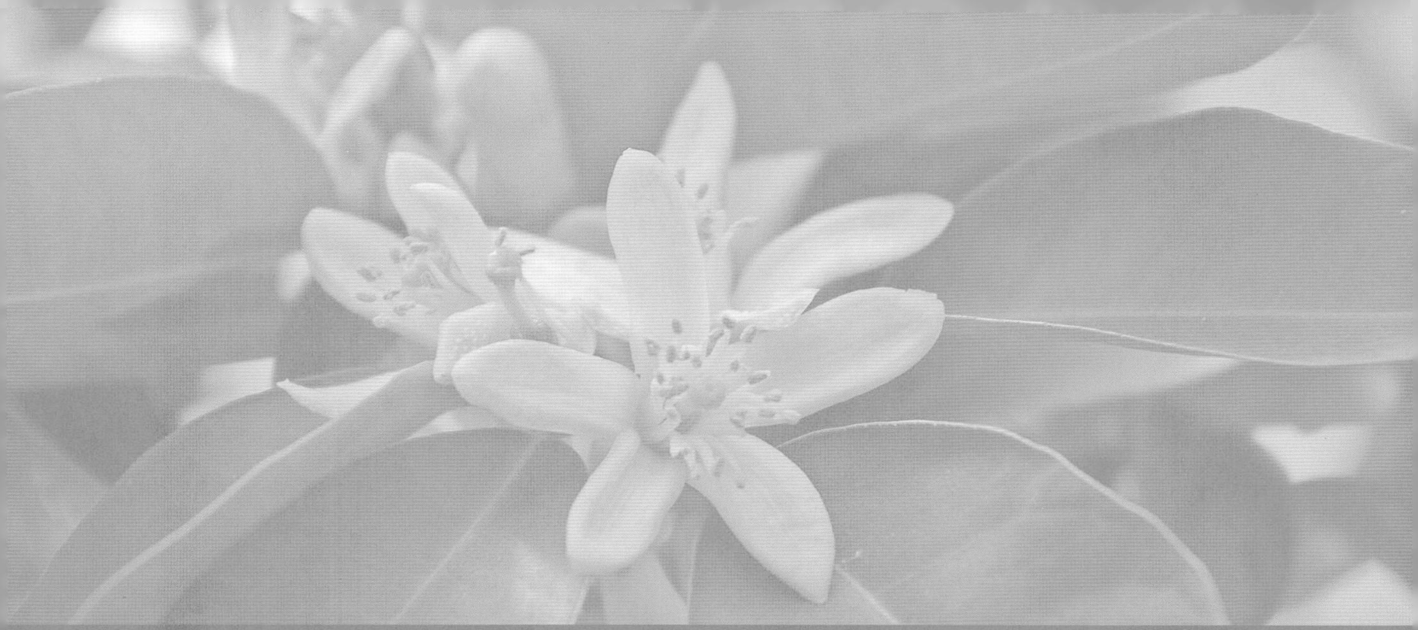

Anhang

8 Sachverzeichnis